CARE

Good Care,
Good Living

CARE
Good Care ,
Good Living

CARE
Good Care ,
Good Living

CARE

Good Care ,
Good Living

CARE
Good Care ,
Good Living

care 08
問診靠醫生‧把關靠自己

作者：張苙雲
插畫：陳俊言
責任編輯：劉鈴慧
美術設計：何萍萍
法律顧問：全理法律事務所董安丹律師
出 版 者：大塊文化出版股份有限公司
　　　　　台北市105南京東路四段25號11樓
　　　　　www.locuspublishing.com
讀者服務專線：0800-006689
TEL：(02) 87123898　　FAX：(02) 87123897
郵撥帳號：18955675
戶　　　名：大塊文化出版股份有限公司

總 經 銷：大和書報圖書股份有限公司
地　　址：新北市新莊區五工五路2號
TEL：(02) 89902588 (代表號)　　FAX：(02) 22901658

排　　版：天翼電腦排版印刷有限公司
製　　版：瑞豐實業股份有限公司

初版一刷：2011年3月
定　　價：新台幣280元
ISBN：978-986-213-244-9
Printed in Taiwan

國家圖書館出版品預行編目資料

問診靠醫生.把關靠自己／張苙雲作；
— 初版. — 臺北市：大塊文化，2011.03
　面：　　公分. —（care；8）
　ISBN　978-986-213-244-9（平裝）

　1.醫學　2.醫病關係　3.文集

410.7　　　　　　　　　　　100002404

問診靠醫生・把關靠自己

作者：張苙雲

目錄

序

病人的權利意識

前台灣省公共衛生研究所　所長

姚克明

　　民國八十九年，好友張苙雲教授號召了一些有理想、有抱負、有切身之痛的學術界朋友，赤手空拳的成立了「台灣醫療改革基金會」（以下簡稱醫改會）；這是台灣第一個，為維護病人權益而成立的民間組織。

　　這個組織從一開始，就決定不接受政府的任何補助，也不接受任何利益團體指定用途之捐款，幾乎完全憑藉著微薄的基金孳息，以及認同該組織理念及作法的普羅大眾之小額捐款來運作。

　　光陰似箭，一晃十年就這麼過去了；醫改會在如此艱困的環境下，並沒有萎縮、消失，反而日漸成熟茁壯。這十年期間，醫改會雖然受到普遍的肯定與支持，但是也遇到了不

少預期的與未預期的危機、反彈、壓力、甚至威脅。但是在夥伴們一心一德之下，誠懇、坦然、勇敢的面對一切，始終樂觀的堅持著當初之理想。

這十年來，醫改會已成為醫療界、政府主管當局眼中的一個又愛又「恨」的組織，其實，「恨」只是源於誤會，也是任何改革過程之中必經之痛；醫改會有責任，主動以實際的行動盡可能去化解、澄清這種誤會。

其實，醫改會的宗旨只是站在病人的立場，監督醫療界以及政府當局，以確保民眾應有的權益。希望藉由醫、病、衛生主管機關之間相互的尊重、瞭解、誠懇、信任，而改善日漸惡化的關係；也希望提醒醫療界及政府當局，隨時不敢或忘其崇高之初衷。醫改會絕無意與任何人或組織為敵，但也不會、及不可因為怕別人以為我們與他們為敵，而不說一些該說的話、以及做一些該做的事！

病人權益的維護，除了涉及衛生行政當局以及醫療院所之外，病人本身也應負起責任來。根據台灣省公共衛生研究所過去所做之一系列有關病人權利之研究，發現：

大部份病人，不僅不知他們有什麼權益，更不知如何去

爭取，甚至很多人，根本沒有病人權利的意識。

　　因此，教育病人、喚醒民眾乃成為當務之急。這種關於病人教育的工作，本應包括於醫療院所、及衛生行政當局之例行衛生教育工作中。但是，有鑑於上述單位對此一重要任務，鮮有興趣與表現，所以，醫改會在現階段，不得不在這方面也扮演起教育民眾的角色。

　　這次與大塊合作出版的《問診靠醫生‧把關靠自己》，就是從過去十年來醫改會所做的「病人權益教育」內容中精選彙編出來的；這些內容過去也曾分別出版過單張或小冊，深受民眾及醫療院所歡迎。

　　這本書是在張苙雲、劉梅君……等教授帶著一群熱情的小朋友，經年累月共同嘔心瀝血的結晶；他們就像一群勤勞忙碌的小蜜蜂一樣，採集了各式各樣的花粉，但是經過他們醞釀之後，這已不再是各種花粉了，而是屬於他們自己的蜂蜜；這一甘醇的蜂蜜，是特別為他們所關愛的民眾而釀造的；在欣見他們呈獻這一成果之時，曾經忝為醫改會的一員，我也深以為榮。

病醫關係，必須建立在互信的基礎上

和信治癌中心醫院　院長

黃達夫

　　任何人際關係的維繫，必須建立在「誠信」的基礎上。而病醫關係更是人際關係當中最特殊、最嚴肅的一種。當我們決定把自己的生命，託付給一個在我們先前的經驗中，不曾有過任何交集的陌生人時，怎能缺乏互信的基礎呢？

　　所以，做為醫界的一份子，看到此書的標題時，難免因病醫之間缺乏的互信而感到心寒與遺憾。然而，這些年來，根據我個人的所見所聞，我也不得不承認，對於病人而言，在今天的台灣醫界，確實存在著不少陷阱，求醫者真的不能不小心。難怪，病醫關係充滿著不信任感。

　　病醫關係淪落到這個地步，其背後的原因，固然多重而複雜。但是，病人卻無法逃避這個不得不面對的現實。病人

不但時常感到困惑，有時也會受到傷害，醫改會就是這個現象下的產物。

醫改會於 2001 年成立至今，站在守護病人的立場，扮演著督促政府、監督醫界以及協助病人的重要角色。醫改會這些年來所做的努力與貢獻，大家有目共睹。

不久前，政府剛立法通過「二代健保」，很可惜這個修法案，只達到增加財源、以避免健保破產的立即目標。其他在公民參與，與資訊透明化方面也有些許的進步。但是，在最重要的，醫療品質的改善，增進全民的健康，以及杜絕醫療資源的浪費方面，則完全缺乏具體的措施。

也就是說，對於病人而言，雖然，幾年內沒有健保破產之虞，但陷阱仍然存在。當病人就醫時，病人仍然缺乏分辨醫師、醫療機構專業及操守的好壞，藉以做明智的抉擇的依據。此刻，此書的問世，多少給了病人一些自保的方法。

然而，這顯然不是根本解決問題的方法。如果國人期望健保局能夠善用健保費，把錢用在刀口上，醫界能夠提供給人民經濟又有效的醫療；則須要全民的積極參與，去促成健保支付制度的改革，倡導負責任的醫療，鼓勵「做好」而不是「做多」。

　　更進一步的，要努力去促成醫學教育的改革，以強化醫師的專業修養，未來的醫師，不但要能提供水準一致的優良醫療，更要願意把病人的利益，放在自己的利益之上，唯有如此，國人才能把生命安心地託付給大家都可信賴的醫師！

回首醫改來時路

台灣醫療改革基金會　董事長

張苙雲

　　我，一個唸了二十幾年書的人，當我去醫院做檢查時，護理人員交代我：「頭一天空腹禁食。」

　　第二天報到時，她很盡責的作一次確認：「早上吃了東西嗎？」，「沒有，沒吃東西，只喝了點水。」

　　事隔多年，那位護理人員一副不可置信望著我的表情，至今仍讓我難以忘懷當時的尷尬；那時心裡嘀咕的是：「妳又沒說不可喝水！」

　　其實像我這樣對醫療無知的一般民眾，恐不在少數。

醫護人員，每天在做的事，就會變成例行公事

　　醫療人員如果稍不留心，就會忘記，他們自認為的理所

當然，並不等同於一般民眾的理應如此。因為他們所受的訓練、思考的模式、接觸的事務，甚至交往對象，都與醫療體系的專屬語言、知識、運作方式密切相關。經年累月下來，醫療術語，已經深化成為他們的日常語言的一部份。

相對而言，台灣很多人是不看藥品說明書的，感冒第一件事就是跑醫院診所，吃一天藥沒好，就只管忙不再去。生起大病，六神無主的情況之下，常語焉不詳，無法清晰具體說清楚自己的狀況。

在診間或病房與病人接觸的醫療人員，是經年泡在醫療專業裡的專業人員，而到醫院診所去看病的民眾，除非是識途老馬的老病號，大部份人的「醫學素養」可能都不甚了了。醫病雙方在三、五分鐘的接觸中，要民眾能清楚的理解醫療人員、信任醫療人員，照著醫療人員的囑咐走，這時候的民眾，恐怕要理智暫停、知識休兵，才能做到。

而更大的挑戰在於，醫療人員必須在短時間內將病人應該知道的病情、治療方式、注意事項、藥要怎麼吃、生活上要怎麼配合等等，完整的講清楚，俾使病人能正確地照做。他們需要很快的剪裁、組裝，依病人的狀況，提供客製化的資訊。困難是，每天要做的事，就會變成例行公事，若不經

不斷的提醒和養成良好的工作習慣，醫療人員的眼中有可能只有「病」而沒有「人」了。

就醫，也要有的基本功

這本書的內容是就醫的基本功，是寫給民眾看的。因為我們認為，醫療素養不足容易忽略疾病的警示，錯失早期治療的良機；醫療素養不足，沒有能力描述自己的狀態，不瞭解應該讓醫師了解些什麼資訊，好給醫師及早做出正確的診斷。

醫療素養不足，常不能正確服藥，不能正確的配合治療，不能正確的採取一些自我照顧的措施。雖然不是看了本書就可以提高醫療素養，但是，經過本書提供的知識做為輔具，應可以幫助大家成為醫療人員的夥伴，醫病雙方共同拉起防錯的保護網，利己利人。

雖說這本書是專門寫給民眾看的，但是這本書的內容，也可提醒醫院診所應盡的義務和職責。防止醫療疏失與錯誤，是醫院診所念茲在茲，不可稍有鬆懈的事。將病人納入成為防錯保護網的一環，是本小利多的策略，何樂不為？

醫院診所的責任，都要大於個別的醫療人員

這本書的五個主題，每一個主題，都是醫療院所和醫療人員對就醫民眾應盡的職責。醫療費用的明細、病歷的流通、手術前後的口頭溝通說明和同意書的簽署、藥袋品名的標示，以及醫藥廣告等，每一個主題，醫院診所的責任都要大於個別的醫療人員。

我們認為：

醫療文明，靠的不是高科技的儀器和名醫的堆砌；許多的「第一」和「醫療突破」不等同於「醫療文明」。

醫療文明，不是華麗的大廳和高科技的病房。

醫療文明，也不是由世界名畫和古典音樂襯托而出。

醫療文明，是從乾淨清爽的醫療環境中，自然流露出的敬業和體貼：它明白病人的需要、體會病人的感受；敬業和體貼是要堅持在一些細節上的講究。

回首來時路

到民國 100 年 10 月，台灣醫療改革基金會就 10 歲了。民國 89 年 9 月幾位本不相熟的朋友，抱著浪漫，憑著天真，

貿貿然堅持推動「只是不同，並非對立」的醫療改革，企圖作點能爭取民眾、醫界、政府共贏的事。

民國 89 年時，台灣有人人稱羨的全民健康保險了；當時全國民眾平均一年看門診 15 次；一個診次看 100 位以上病人的醫生，大有人在，有的沾沾自喜，有的抱怨連連。

有人說，50% 的病可能是不必看醫生的；而真正需要看醫生的病人，卻沒有得到足夠的看診時間；因為醫生的時間讓那 50％不需要看病的病人給佔了。醫生的診察費很低，而且很多受雇於醫院的醫生，只有底薪，所以醫生收入的多寡取決於病人的多少。

民國 89 年時，病人每次看病平均拿四種藥；藥事服務費相對於醫生的診察費用更低，所謂的藥事服務，也就只局限於：配藥→把藥交付病人而已。藥師是「風聞有你」的行業，很難讓病人親眼遇見；病人手上拿到的是也不知道是什麼的一堆稱為「藥」的東西，上面只有病人的姓名和醫院診所名稱與地址而已。

民國 89 年時，醫生與病人關係緊張，醫療糾紛屢見不鮮；抬棺、撒冥紙、擲雞蛋……場景不變，只是換了不同的抗議家屬和被抗議的醫院診所。抗議中，總是有位穿白袍的

出面說明，病人家屬是因為獅子大開口的漫無喊價，好像千錯萬錯，都是病人家屬死要錢才談不攏。

民國 89 年時，就醫時同意書的簽署，形同一張沒人重視的廢紙，沒有實質溝通說明其意義，當然也就沒人把它當一回事。

民國 89 年時，我們看到政府在健保瀕臨財務危機中，卻只見樹不見林，治絲益棼；醫護人員在業績掛帥的管理制度下成為「醫療奴工」，醫師們分不清楚自己是在「行醫」還是在「做工」？

在追求速效、向錢看齊的環境下，醫護人員成為病人既畏又怨的「壞醫生」、「壞護士」；在超高門診量與績效壓力下，「行醫尊嚴」蕩然無存；而病人在求醫過程中忍受病痛、「找關係」、「送禮」、「打聽」與「貨比三家」，對醫療體系充滿怨言與無奈，甚者成為粗糙醫療品質下的犧牲者。

民國 89 年 12 月 4 日，報紙刊登了醫改會籌創的訊息，幾天內我們接到來自各地不同聲音的熱烈回應；有支持鼓勵的、有慷慨悲情的、有深切期許的，也有破口大罵的……無論是什麼樣的聲音，都幫助我們深刻體會：台灣的醫療問題與我們該持續努力的方向，而改革的路，荊棘滿佈是我們早

就預期的。

　　醫療照顧很弔詭的地方是，一方面是科技語言的結合體（雖然說的是國語或閩南話），與一般人日常生活語言距離甚遠，常常讓人如鴨子聽雷「有聽沒有懂」；另一方面，醫療照顧又實際直接在個人身上進行，醫療經驗是很真實的，人不僅有能力可以詮釋個人的醫療經驗，人還有記憶。主觀體會之下，使得很多人一提起就醫，都有一肚子的怨氣。

　　我們這一群醫療管理的門外漢，識時務地（或者也可以說是膽怯地），決定先不去衝撞需要高能量、高共識、高證據的醫界「套利」行為，我們服膺「登高自卑、行遠自邇」的理念。我們提出的訴求是：

　　回歸醫療照顧的基本面、醫療照顧的基本功！

　　乍看起來沒啥學問，但是若能落實，其影響既深且遠。因為對這些細節小動作的講究，可讓民眾提高自我管理的能力；因為這些細節小動作的要求，讓「第二意見」成為可能；醫學教育成效、醫藥分業與藥價黑洞、健保財務、醫療糾紛去刑事化、醫療人員的工作安全等大問題，都與這些細節小動作的堅持有關。

從「價低量高」到「價高量低」：降低民眾的就診次數和減少不必要的手術

台灣的醫療照顧以「便宜又大碗」著稱，但這是以醫療人員的辛酸和汗水換來的。不過，矛頭不應指向民眾，並不是民眾惹的禍。

不知為什麼台灣的民眾常被貼上愛逛醫院、愛打針、愛吃藥的標籤？按常理：

應該沒有什麼人會捨公園、餐廳、百貨公司不去，而愛逛醫院診所。

沒有人會覺得不被人打一針，就有所損失。

更沒有人會捨甜美多汁的水果，而愛吃藥。

對於「醫學素養」不甚了了的民眾，寧去醫院殺時間、寧受皮肉之痛挨針、寧照三餐吞服那些苦口的「良藥」，是他們真沒事做嗎？不理性？沒水準？

何以至此？這是值得我們好好認真想想的問題。

美國哈佛大學醫療政策之專家 H. Finedkey 針對台灣全民平均就診次數，長期居高不下的現象說：「其中 90% 的病人是根本不必看醫生的。」他的這種看法可能是對的，但如何

減少呢？

　　如果看診一次就能搞定，相信沒有人會願意一趟一趟湧向醫院診所；如果醫事人員的薪資不必管業績如何，而能維持一定的合理水準，相信醫療人員，尤其是醫生，是不想精疲力竭的看那麼多病人。如果量能降下來，價格自然就有調高的空間。

　　但是，在現實環境中，就診次數是不能降低的，檢驗單是不能少開的，藥不能少給的，手術，尤其是「金雞母手術」是不能不動的；因為那都是如今很多醫院診所的生財來源。而且，單價如果調高，在不確定別人會不會「衝量」的情況下，維持現有的量，最為有利。如今，對醫院經營者而言，醫療人員，有如儀器設備一樣，只是醫院生財鏈的一環而已。要靠著醫院診所的自律自制來減少就醫量，猶如癡人說夢、緣木求魚。

　　我們認為，推動容許民眾取得全本病歷，有可能「歪打正著」的達到我們的目的。因為讓病歷流通，讓民眾拿到完整的病歷資料和檢驗報告，至少有四大好處：

　　1、免除重複檢查檢驗的痛苦，減少醫療浪費；

　　2、轉診或需要第二意見時，可以提供別的醫師參考，

有助於提昇醫療結果的品質；

3、增加民眾對自身健康資訊的瞭解，提升民眾的健康自主管理能力，減少不必要的就醫次數和醫療行為。

4、可抑制醫院病歷造假浮報費用，減少健保支出與浪費，更可以有效遏阻醫院許多名實不符的醫療行為，減少醫療浪費。

我們認為，動手術前的三思八問，配合病歷和檢驗報告可以透明流通，也有減少不必要手術的效果。

解開醫病間猜忌，從便利民眾取得全本病歷開始

以刑法處理醫療糾紛的國家並不多見，我國是其中之一。我們並不贊成以刑事加諸在醫師身上，但目前也不支持去刑事化。原因很簡單，因為一旦病人或家屬對醫療過程有所質疑，想要討個是非公道時，如經由民事訴訟，舉證責任在原告病人這方，而病歷屬醫院診所，如果病人拿不到病歷，手上沒有任何證據，如何控告呢？但如經由刑事訴訟，則可由檢察官調病歷，送鑑定。我們不鼓吹醫療糾紛去刑事化，是盱衡現實，不得不然。

去刑事化的問題，需要醫界調整現行的管理模式。醫界

應該主動去除病人取得病歷等相關資料的層層障礙，主動讓病人保存一份簽署的各類同意書，給病人吃的每一種藥均標示清清楚楚，收費明細表應比照大賣場，明確標示品名、單價、數量。

民眾開口跟醫師要全本病歷會造成醫病關係緊張嗎？

拿病歷等於不信任醫師嗎？

等於醫療糾紛的前奏曲嗎？

當然有可能。但是，民眾愈拿不到病歷愈猜疑，醫病關係愈緊張，愈可能「非理性」以對。醫改會倡導要求醫院診所這些「簡單基本」的動作，為的是於爭議發生時，民眾因著能得到最基本的治療過程的書面資料，避免呼天不應叫地不靈時，而出現不理性的極端行為，從而使醫院診所得以減少後續處理醫糾所耗費的的種種成本。

病歷、報告大家看，啟動同儕評比

病歷記錄攸關病人必要的醫療資訊，記載詳實與否與民眾健康與安全息息相關。然而眾所皆知的弊病是，台灣病歷書寫品質的低落。

醫學教育的效果有限，因為醫學生在學校學的與他們在

醫院受前輩老師們的身教，往往有很大的落差。醫界長久以來雖知問題之所在，但是卻拿不出對策。尤有進者，近年來，病歷的功能，被扭曲成為迎合如何有利健保申報之需，而非是真實記錄病人的病情、診斷和處置。

便利民眾取得全本病歷和檢驗報告，至少可以間接地促使醫界同儕因為資訊流通，得以相互比較，更因為資訊流通到行外，基於家醜有可能外揚，或許間接地產生警惕、自律、監督的功能，進而提昇病歷書寫的品質。

醫藥分業的理想，應以資訊充足的藥袋為基礎

醫藥應分業，是最明白不過的道理；在先進國家已行之有年，也是我國的既定政策，但是卻在公告施行十多年之後似仍在原地踏步。醫藥分業的精神是：讓握有處方權的醫師能夠客觀而公正的選擇最適合病人的藥品，而不為藥品所代表的龐大利益所左右。

暫且不論民眾是不是愛吃藥，但不可否認的很多醫師也在不同動機之下，鼓勵民眾服用一些不需要的藥。經由媒體的報導，民眾瞭解藥價黑洞的存在之後，更加深了對醫生的不信任。因此醫藥如果不能分業，我們認為最大的損失是醫

師專業尊嚴受到質疑，它侵蝕了醫病關係的信任基礎。

　　醫藥分業數十年來，就有如鐵板一塊，無人能奈其何。藥價黑洞，是醫界不喜歡聽到的詞彙，他們認為應稱為藥價差。不管是黑洞，或是價差，總而言之，健保局支付的藥費和台灣進口加國產之的藥價總和是相差懸殊的。不是進口和國產漏稅，就是被醫院診所像收過路費一樣劫走了。醫院診所收了多少呢？合理嗎？

　　醫療糾紛中有一定比例的無頭公案，和藥到命除有關；但，除了解剖，真的不知道進到病人肚子裡的是什麼，又如何確認死亡與服用藥品的因果關係呢？

　　交給民眾一個資訊完整的藥袋，一藥一袋（最好是原廠包裝），好處如下：

　　第一，可以讓民眾檢查自己拿的藥，養成讀藥品說明書的習慣，自動成為用藥安全的一環。

　　第二，民眾在看了幾科後，可以自己檢查，是不是有些藥不同的醫師都開？是不是不同醫師為了不同疾病開的藥，其實不應同時服用的？

　　　　這些疑慮，可以帶著藥袋和藥品，到住家附近的藥局請教一下。如果幫上忙，一回生、兩回熟，

藥師就可成為用藥諮詢的對象，讓藥師的專業工作能夠充份的發揮，全方位的提供病人藥品的服務，讓民眾切身的體會到藥師的重要性。最重要的是要喚醒民眾，讓民眾知道他有權利選擇藥師，就像他有權利選擇自己的醫生一樣；養成民眾對藥師的信賴。專業出來了，民眾用藥安全守住了，醫生開處方，藥師配方，一起護衛民眾的用藥安全。

第三，當民眾拿到手的藥，能夠明列品名、廠牌、數量、批號……等等資訊時，加總起來，就是藥品進口和自製的總產值。彙整一下各家醫院診所全民健保申報資料，藥品市場的概況，至少可以掌握八、九成。

　　醫改會藥袋標示評比調查出爐，衛生署在半年後有了善意的回應，正視藥袋標示的重要性。許多的醫院藥劑部，都在積極的改進他們的藥袋，一個超出我們預期的良性競爭文化隱約成形。

　　連我平常去的一般小診所，原先怎麼都不願意把藥單給病人，現在也主動的附在藥品之中。很多人告訴我：

「開始檢查藥袋了。」

「開始讀藥品說明書了」

藥師告訴我：「來找藥劑師諮詢用藥的民眾多了。」藥師也走進社區，自稱社區藥師了。

不知道財政部有沒有利用全民健保資料檔，了解各類衛材、藥品廠商的經營實況、醫院診所的營收與支出；也不知道經濟部會不會分析全民健保資料庫，掌握相關產業的發展脈絡；我認為這是他們應該做的事。

十年來，醫改會沒有一分錢來自政府

我們的募款原則是：夠用就好！

因為醫改會同仁的專長是醫改議題，應將時間精力放在議題倡導，為了募款而忽略議題，是本末倒置。對外募款時，我們秉持的態度是，不掏錢支持，應是理所當然；認同我們的理念願意捐款，即使只有數十元，我們也由衷感激。

醫改會所倡導的議題需要堅實的證據，據此以與政府和醫界對話。為了要說理，內容不免生硬，無法帶出感情；為了怕被倒打，免不了推出成堆資料。醫改會不像其他服務特定弱勢對象的組織，我們沒有悲情的故事可動之以情。在如

此的環境之下，我們還是站穩了腳步，逐漸成長茁壯，我們見證了台灣社會力的成熟。

　　做為一個中華民國的國民，我深引以為傲。藉此向所有捐款支持過醫改會之朋友們說：「我們非常珍惜善用了你們的捐款，沒有辜負你們所託。」從成立第一年開始，每筆捐款的支出都在會計師嚴格把關下，在網路上，公開財務收支報表。除了少數的全職夥伴外，所有的董事及義工是連車馬費都不支取，代表醫改會外出演講，演講費是回捐，開會誤餐時供應的是簡單的餐盒和點心。

　　不可諱言，啄木鳥性格的醫改會，必定討人嫌；但我們常相互鼓勵，勇敢講真話、快樂做醫改，如果不能開心的做事，不如不做。每當我們成功的跨出一小步，總不吝給自己掌聲，激勵自己繼續勇猛精進；每當我們的呼籲或吶喊獲得來自政府或醫界善意的回應時，我們也不忘回報更大的掌聲，鼓勵他們再接再勵。

　　做為本書編著者的我，對於本書的內容，當然要負文責。然而需要特別要聲明的是，憑我一己之力，是不可能完成這本書的；因為這本書的內容，結集的是過去十年參與醫改會的義工老師、醫師、藥師、護理師，以及本會歷年專職

工作同仁的心血結晶。

會內專職同仁，包括早期的王貞云、陳雅晶、劉素芬、蕭敏慧等，他們上窮碧落下黃泉地收集資料，汗馬功勞不敢或忘；而有的義工，包括姚克明大哥、劉梅君、曾敏傑、林昭吟、劉淑瓊，和去年甫過世的林志鴻，他們或直接參與研討、辯論，或如許多匿名的醫療專業朋友，隱於幕後，提供意見和資訊。

十年來，醫改會累積很多資料，我所做的，只是帶著現職同仁，朱顯光、黃經祥、呂佳育、李怡嫻和邱宜君，一起將之整理彙集成冊而已。希望這本書能對社會大眾有所幫助，我們更期待陸續的會有第二本、第三本……的出現，以共同營造一個永續且正義的醫療照顧環境。

民國 90 年 10 月時，一群人發了一個大夢：

在一個叫做台灣的小島上，那裡有秉持非營利精神經營的醫院，醫院中的醫護人員，擁有合理的報酬與尊嚴的工作環境，他們全心全意的守護著人們的健康，所以島上的每一個人都能享有以人為本的愛心療護，那是一個充滿品質與正義的醫療環境！

我們何其有幸能為自己的夢想努力！

第一章

全民健保
究竟在保什麼

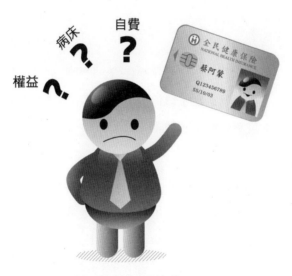

健保到底在保什麼？

為什麼自費項目那麼多

健保費，你每個月都在繳，健保到底是在保什麼？

不是已經繳了健保費，哪來這麼多名堂還要自費？

究竟這些自費合不合理？

　　今天是除夕夜，不僅大人們開心有個年假可以放，小朋友們更是嬉戲中，眼巴巴地等著領壓歲錢。

　　在這個大家回鄉團圓的日子，小宇家祖厝的三合院，卻此起彼落的響起咳嗽、打噴嚏的聲音，原來是天氣冷，大夥兒湊熱鬧似的，感染了流行性感冒。

　　家族圍爐時，盡管滿桌熱呼呼的佳餚，大人小孩接力般的咳嗽、擤鼻涕聲，讓話題轉向，紛紛聊起最近看醫生的感覺和經驗。

　　小宇媽邊遞上衛生紙給小宇爸說：「還好現在有了

健保，生病只要就近到診所，付個 100 元掛號費就可以
看醫生、吃藥。想當年我們小時候，即使感冒發燒了，
再不舒服、也只是去藥房買兩三包退燒藥吃，哪敢隨
便看醫生呀。」

　　爺爺卻搖著頭說：「哪是這麼便宜，別忘了平常大
家每個月都在繳的健保費，我上次去看醫生，那個收
據上的名目還有什麼部分負擔之類的錢，而且一樣的
病，去不一樣的醫院或診所看，開的藥看來又沒差，
收的錢還不一樣，根本就搞不清楚，我到底有沒有被
多收錢了！」

　　「就是說嘛！」小嬸筷子一放：「二嫂妳住市區，
醫療院所多，大家難免競爭搶病人。我們那邊鄉下看
醫生不方便，離我們家最近的是一家大醫院，小小的
感冒，想忍著不去看醫生又很難過，去看個醫生，掛
號費喔，光是掛個號喔，就要 450 元，這生病啊，口袋
要是沒點錢，還是生不起的！」

　　向來精明的奶奶，忍不住插話進來：「健保有時划
算，有時不一定啦。像我高血壓，去拿藥也都只要付
50、100 就好，但像去年你們爸爸跌倒住院，醫生說什

麼沒有健保床，要自費，不然要等。就連動手術也說，
要比較快好的話，特效藥、打針都要多付錢喔……你
們大哥捨不得老爸多受苦，最後還是付了十幾萬，以
前沒健保，也沒那麼多這個、那個、統統要自費的東
西。」

　　類似小宇家人，用健保看病後，對各種五花八門多出來
的醫療收費，疑惑不免，相信這也普遍存在大多數人心中的
現象，每次看完醫師、繳完費用，心中總會冒出種種疑問：

　　不是已經繳了健保費，哪來這麼多名堂要自費？

　　究竟這些自費合不合理？

　　健保費我每個月都在繳，健保到底是在保什麼？

　　全民健保自 1995 年開辦至今，一向備受各界讚揚，也
是國際上學習的標竿政策，但健保局的統計數據顯示，民眾
自費佔總醫療保健支出的比例，健保開辦後下降至三成，但
近年又漲至 36％，相當於健保未開辦前比例，亦領先許多
先進國家。

台灣民眾自費比例居 OECD 各國第三高

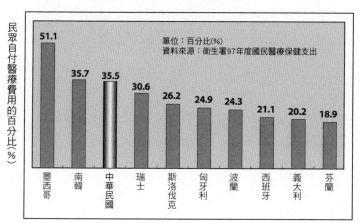

民眾自付醫療費用的百分比（％）

單位：百分比(%)
資料來源：衛生署97年度國民醫療保健支出

51.1	35.7	35.5	30.6	26.2	24.9	24.3	21.1	20.2	18.9
墨西哥	南韓	中華民國	瑞士	斯洛伐克	匈牙利	波蘭	西班牙	義大利	芬蘭

資料來源：衛生署，醫改會製表。

　　其實，民眾諮詢及抱怨申訴累計案件中，高達 37％是有關「額外收費、收費疑義」的案件。超高的掛號費，像「過路費」般，成為一般民眾及多數病患，即使付了健保費，還得在使用健保醫療服務前，必須再被剝層皮，支付許多不同名目，額外的費用。

　　關於醫療費用，先讓我們從一般的消費經驗開始聯想起，當我們到大賣場買洗衣粉、牛奶、或是衛生紙的時候，一方面心中對於這些生活必需品，大概知道一個合理的定價範圍，加上又有許多的品牌可以相互比較，所以通常不擔心

會被廠商敲詐或是欺騙。

　　但是和我們健康息息相關的醫療問題，因為一般民眾對於醫療專業的不了解，加上又沒有商業市場的比價機制，為了避免一些惡質的醫療院所，任意哄抬價錢，影響了民眾的生命安全，醫療法第 21 條上有明文規定：

　　醫療費用應該經過各縣市衛生局的核定，如果有超收，或是自己巧立名目亂收取醫療費用，比如：轉床費、小朋友用藥磨粉費等，即有違法之嫌。

　　這是了解醫療費用前，所需要知道的第一個關鍵資訊。接著讓我們來看看，每次到醫院診所就醫，被收取的醫療費用，到底會包括哪些項目？

就醫過路費

　　與健保開辦前相比，民眾常會發現看病後去批價，有越

來越多不屬於醫療費用的行政管理費出現在收據中，究竟這些要求民眾自費的行政管理費，是不是真的沒人管、任憑醫療院所巧立名目就可以向民眾收取呢？

以只要一踏進醫院、診所看病，都得先掛號的掛號費為例，過去因為衛生署將「掛號費」定位是醫療院所，為了處理民眾看診而衍生的非醫療之「行政作業流程成本」，而不是醫療費用，非醫療法第 21 條規定可由各地衛生局核定、管理的範圍。慢慢的不少醫療院所為彌補虧損或提高利潤，紛紛藉由此三不管的收費灰色地帶，提高掛號費或自創行政費用名目，向民眾口袋掏錢。

為解決這些長久以來積非成是的弊病，不讓就醫過程必經的掛號費、或五花八門的行政費用，成為民眾就醫的經濟障礙，衛生署已於 2010 年 7 月公告：

門診掛號費應該不超過 150 元；
急診掛號費則不可以超過 300 元。

其他高度爭議的 9 項醫療費用：

1、轉床費。

2、磨粉費。

3、住院取消手續費。

4、加長診療費。

5、提前看診費。

6、檢查排程費。

7、預約費。

8、指定醫師費。

9、掛號加號費。

也於 2010 年 10 月起明令禁收！

　　至於光碟病歷、紙本病歷複製費、證明書費則列為可收取的行政費用，民眾可於各縣市衛生局查詢收費上限。超收或擅立名目向民眾收費，民眾皆可向健保局及在地衛生局查證後檢舉、要求退費。

部分負擔是要負擔什麼

　　翻開我們就醫的醫療費用收據，還有一個大家很熟悉的

醫療費用項目，就是所謂的「部分負擔」。

部分負擔的存在，是希望為了健保的永續經營，就算是使用健保就醫的民眾，也需要額外負擔一小部分的費用，不至於因為「完全免費的醫療」而過度的使用和浪費。

部分負擔的收取與減免，來自健保法規中林林總總的規定，換句話說，是健保授權醫院診所收取的合法費用。只有在民眾以健保身分就醫時，才會被收取，不過合法不見得一定合理，就讓我們先瞭解所有部分負擔項目的規定內容、及收取理由吧。

看門診時，會被收取的部分負擔項目：

※「基本」部分負擔

是每次看診都會被收取的基本費用，隨醫療院所層級越高收費越多。換句話說，大醫院收取的額度，會比一般診所高上許多，這也是造成每次去大醫院看病，都覺得比較貴的主要原因。若經轉診則可有 30–150 元不等的折抵，是健保局希望能夠吸引民眾，遵循「小病至診所，大病經轉診至大醫院」的轉診機制。

醫院層級	西醫門診		急診	牙醫	中醫
	經轉診	未經轉診			
醫學中心	210 元	360 元	450 元	50 元	50 元
區域醫院	140 元	240 元	300 元	50 元	50 元
地區醫院	50 元	80 元	150 元	50 元	50 元
診所	50 元	50 元	150 元	50 元	50 元

參考資料：中央健康保險局網頁

註：1、凡領有身心障礙手冊者，門診就醫時不論醫院層級，基本部
分負擔費用均按診所層級收取 50 元。

　　2、門診手術及住院患者，出院後 30 日內，第一次回診視同轉
診，得由醫院開立證明供病患使用，按經轉診規定收取部分
負擔。

※「藥品」部分負擔

　　大部分的一般用藥，都有健保給付，但如果此次就醫，
藥品的總價如果超過 100 元，超過的部分，就需要自付約
20% 的費用。但為了避免負擔過重，影響民眾就醫權益，目
前設有 200 元的上限。這就是所謂的藥品部分負擔。用意是
希望提醒民眾，珍惜健保醫療資源。

　　大家可以參考下表的計算方式：

藥費	部分負擔 費用	藥費	部分負擔 費用
100 元以下	0 元	601 ～ 700 元	120 元
101–200 元	20 元	701 ～ 800 元	140 元
201–300 元	40 元	801 ～ 900 元	160 元
301–400 元	60 元	901 ～ 1000 元	180 元
401–500 元	80 元	1001 元以上	200 元
501–600 元	100 元		

參考資料：中央健康保險局網頁

※ 復健物理治療（含中醫傷科）部分負擔

　　針對做復健物理治療、中醫傷科治療的民眾，因一次療程通常會分為 6 次看診，除第 1 次需和其他的門診一樣，收取基本部分負擔費用外，第 2 次至第 6 次的看診，每次只須自行負擔 50 元的復健物理治療部分負擔；看完 6 次之後，就需要重新評估、開始一個新的療程，就會再繼續同樣的收費規則。

※「住院」部分負擔

　　住院時，所有健保給付的費用，都需再依「病房種類」及「住院日多寡」的不同，乘以不同比例，來收取部分負擔的費用。也就是說住越久，部分負擔比例越高，是希望可以促使民眾如果沒有住院的必要性，可以回家或轉至其他機構療養。

　　為了避免民眾負擔過重，因為同一疾病在急性病房住院30日以下，或在慢性病房住院180日以下的民眾，如有超過每年健保局所計算的住院部分負擔上限的情況，只要整理好醫療收據正本、填妥申請書，即可在次年的6月底前向健保局申請退費。

　　住院時的部分負擔比率表：

病房別	部分負擔比率			
	5%	10%	20%	30%
急性病房	－	30 日內	31–60 日	61 日後
慢性病房	30 日內	31–90 日	91–180 日	181 日以後

參考資料：中央健康保險局網頁

※「同一療程」，只收取一次基本部分負擔

　　屬於同一療程的範圍，除了剛剛所說的「物理復健治療」

外，民眾只要在第一次門診時，繳交基本部分負擔。

　　但治療過程中，如果病情變化須由醫師進行診療，就屬於另一療程，當然也就等同於一般門診，需要再重新計算部分負擔的費用。同一療程的範圍包括：

－西醫部分－

※　2 天內的傷口換藥、手術後 6 次內的拆線、因治療需要 3 天內注射同一針劑……

※　一個月內洗腎、癌症化療與放射線治療、高壓氧、減敏、居家照護、精神病之復健、職治、心理、活動治療等。

－牙醫部分－

※　60 日內同部位根管治療（抽神經）。

※　6 次內同部位拔牙相關治療、牙體復形、治療性牙結石清除。

－中醫部分－

※　同一診斷，6 次內連續針灸、脫臼整復、傷科治療。

　　要提醒大家的是，雖然不用收取部分負擔，但醫院或診所會為確認身份，有時還是要求刷健保卡；為了確定沒有被多收費用，或是醫院診所偷偷請領醫療給付，大家可以確認醫療費用收據上「就醫序號」（即看病次數）有沒有增加，如果有增加的狀況，記得要詢問醫院診所人員或去電健保局檢舉反應。

※ 下列情況，是可以免收部分負擔

一、重大傷病、生產、屬預防保健的醫療服務皆免收部分負擔。

二、3 歲以下幼兒、榮民、低收入戶等，由其他單位代付，也免收上述之部分負擔。

三、工作時發生傷害、長期作業產生病痛、上下班途中發生事故而就醫時（例如被工廠機器割傷、於作業中遭化學物質毒害、護士照顧病患遭感染……等），就醫時攜帶健保 IC 卡、身分證、及「職災醫療書單（簡稱：職災單）」，並表明以「職災」身分就診，就可享有免健保部分負擔、住院 30 天內膳食費減半的優惠；就算狀況緊急，初次就診未攜帶

前列文件，也可於 7 天內到醫院診所補件退費。

這麼多的部分負擔項目及規定，最終的目的是希望可以落實「小病看小醫院、經由評估是大病，再轉到大醫院」看診的健保轉診制度，並希望能夠提醒民眾珍惜醫療資源。

只要補差價，醫療照顧即可升級嗎

讓我們一起來回想，過去家人生病住院時，可曾有過醫師建議：「可以用比健保給付更好的醫療器材或藥品，讓病人舒服些，但是這些都要自費。」

根據健保局 2010 年的調查結果，超過 46% 的民眾就醫時，除了掛號費和部分負擔，還得要額外付費！

大體而言，收取自費，通常兩種狀況：

第一種，是所謂的「部份給付」

簡單來說，就是當民眾希望選擇比健保給付的醫療器材，有更多功能、當然價錢也昂貴的新產品，例如：特殊功能人工水晶體、陶瓷人工髖關節、塗藥的血管支架等。只要

是健保通過部分給付的項目，就可以用「補價差」的方式，部分費用由健保買單，部分金額自行負擔，以達成個人的使用需求。

以「塗藥血管支架」為例，在實施以前，民眾如果不用健保給付的一般傳統血管支架，要選用塗藥血管支架，就要全部自費，通常約需 8–10 萬元。改為部分給付後，如果選用塗藥血管支架，就可以抵掉傳統血管支架健保所給付 2 萬7 千元，自行負擔剩下的金額就可以了。

因為塗藥血管支架要價不菲，改為部分給付後，醫院必須將使用的塗藥血管支架廠牌、產品相關的副作用、禁忌症、售價等公布在網路上提供民眾參考，結果竟發現，同牌廠、同規格的塗藥血管支架，不同醫院的價差竟可達 4 萬 4千多元！

各家醫院的價目表公開之後，部分醫院隨即調降價格，對於民眾來說是就醫的一大福音，顯示出資訊透明的威力。從這裡學到的功課是，醫療價格之相關資訊需要需要公開，民眾也要學習「想辦法」事前聰明比價，別讓自己的就醫權益睡著了。

根據我們收集的資訊，截至 2011 年 1 月為止，健保局

規定可合法收取部份給付的品項只有：塗藥血管支架、陶瓷人工髖關節、金屬對金屬介面人工髖關節、特殊功能人工水晶體、新增功能類別人工心律調節器、義肢等 6 項。大家應該已注意到了，部分給付的項目都是醫療器材，這樣的原則也將沿用至剛通過的二代健保法。

　　遇到這種自費時，醫院診所應該要給民眾簽署寫有品名、規格及型號、單價、數量、一式兩份的同意書，一份留存於病歷中、一份給民眾留存，以保障醫病雙方的權益，也可以做為日後爭議的依據。

**　　第二種，是健保完全沒有給付的治療方式、藥品、或醫療器材**

　　目前健保不提供給付的項目，包括：藥癮治療、美容外科手術、非外傷治療性齒列矯正、預防性手術、人工協助生殖技術、變性手術。成藥、醫師指示用藥。指定醫師、病人

交通、掛號、證明文件、義齒、義眼、眼鏡、助聽器、輪椅、拐杖等，及尚未收載進健保支付標準的新醫療技術或新藥品、新醫材。

「自費」不一定真比「健保」好

電視、報紙上常常不乏醫學新知的報導，如：「外國研究發現，XX 新藥比舊藥更有療效……」等新聞，常會吸引病患及家屬的注意。加上許多民眾常聽醫師說：「健保給付的手術、檢查或用藥比較沒有品質。」或是在「一分錢一分貨」的迷思下，導致寧願選擇較貴的自費治療。

自費、「比較貴的」，真的比較有保障嗎

回答這個問題，先得有以下兩個認識：

首先，健保給付的項目，其實在某種程度上，已經做好第一層把關，排除了非必要性或療效未明的醫療項目，因為健保局每年都會定期邀集專科醫師、醫院代表，共同討論是不是有一些現行有給付的項目，有療效未明、異常使用的狀況，以避免因不當的檢查、手術、用藥影響醫療服務品質。

其次，不論舊藥新藥，都有特定的服用範圍、方法和限制。剛上市的新藥雖然聲稱有新療效，縱使經過嚴密的研究過程，但亦可能因為使用的人數還不夠多，潛在的副作用尚未發現。之前也有知名新藥上市後，才因嚴重的副作用而被要求下市停用的案例。因此，我們期待新藥神風之餘，也要學會「認識新藥的風險」。

當面臨醫師推薦使用自費醫療時，至少要詢問下列四個問題：

一、健保是否給付？若沒有給付，是否還有健保給付的替代方案？

二、是否在臺灣做過臨床試驗並獲核准上市？

三、多少人使用過？成功率如何？不成功的原因是什麼？哪些人不適合使用（適用症和禁忌症）？我為什麼適合？

四、有些什麼副作用？有什麼生活上應注意的事項？

不合理的自費要求

由於醫療的專業性，及健保給付規定之複雜，民眾要當

場自己判定哪些是合理的自費項目，哪些不合理，實在不容易。即便如此，以下幾個常見，且可以簡單判定可疑的不合理狀況，大家仍可多多小心注意：

※　首先，除了緊急醫療的情況外，醫院診所不得於手術、檢查及處置實施過程中，譬如：心導管檢查進行到一半、開刀開到一半、病人已經躺在檢查檯上準備檢查，才徵詢或要求病人和家屬，使用健保不給付之自費項目。

※　醫療院所人員強勢推銷「健保的不好，自費比較好」卻又說不出來到底好在哪裡？

※　明明有付除掛號費和部分負擔外其他的自費，收據上卻沒列，或是自費金額超過一千元收據上卻語焉不詳。

※　健保給付的項目，醫院診所卻要求自費並簽署同意書。

只要收取了縣市衛生局沒有核定的醫療費用，就是自立名目，就是違反醫療法規！不清楚時，建議直接打電話去衛生局請教、查詢。如果發現醫院診所有違法的狀況，可以向醫療院所所在地的健保分局申訴，以保障自身就醫權益。

CARE 小叮嚀

如果至醫院診所看病，懷疑有被多收錢的狀況，可循下列步驟處理：

一、只要有詳細、清楚的收據，民眾都可以事後憑據向健保局、衛生局申訴，要求退費，不用當下與醫師或院方人員爭執申訴，以免影響當次看診品質與醫病關係。

二、可以先請問批價人員，該筆有疑問的金額是怎麼來的？也可以要求醫院診所提供更詳細的收費明細，以便釐清個別項目的計價；但現有法規外再更詳細之收費明細需自費申請。

三、若批價人員的回答，或是收費明細內容仍無法解除疑問，或發現不合理的地方，可以先打健保局免付費申訴電話：0800–030598，以確認被收取的費用是否合理。

四、如果明明健保有給付，還被要求自
　　費，便可向醫院診所所屬的健保分局
　　醫務管理組申訴，要求退費。如果希
　　望收到正式公文回覆，或退還超收費
　　用，建議要提供病人的姓名、地址、
　　電話。如果只要督促院所改善，即使
　　不具名，只要詳述檢舉內容，健保局
　　仍會追查處理。

五、針對如指定醫師費、轉床費等不屬於
　　健保局給付範圍的費用，仍可去電醫
　　院診所、所在地的衛生局詢問，若有
　　巧立名目、超收的狀況，衛生局仍會
　　協助退費並處以醫院診所罰鍰。

六、若擔心自己申訴的內容，無法得到健
　　保分局的重視和處理，也可以詳述檢
　　舉主旨及內容，以 e-mail 寄到健保局
　　的「愛健保信箱」，健保局的政風室
　　便會錄案給相關單位處理，對我們來
　　說是多一層保障。

七、不論同意書的格式或描述內容為何，
　　就算寫有「由同意人負擔，並不再向
　　健保局提出申訴」、「放棄先訴抗辯
　　權，絕無異言」等文字，只要查證屬
　　實，民眾仍有申訴、退費之權利。

收據裡的玄機

為什麼民眾上超商或大賣場購物，發票或收據上皆明列有單一商品的品名、單價、數量、金額；反而是去醫院就醫，打進體內的針、吃進身體的藥、裝進體內的器材，收據上品名、數量、和價格反而含糊不清？如此一來，大家要怎麼核對自費是否多付了錢、如何幫健保支出把關呢？

萱萱懷孕七個月，但因為有早產現象住院安胎，一個星期之後還是破水生產了。因為是早產寶寶，還需要住院、住在保溫箱觀察一段時間，萱萱則可以先出院坐月子休養。

萱萱老公到批價櫃台辦理出院時，醫療費用比原先預想的高上許多，仔細看看醫療收據，發現「材料費」的地方，有一筆不小的金額。萱萱老公覺得納悶，詢

問批價小姐，小姐說：「這是住院和生產的時候，使用的膠布、紗布、棉花、棉棒、點滴針頭等等的費用，那個很細不會一一列出來。」

萱萱老公都有點不太理解，明明每個月都繳健保費，為什麼難得上次醫院，膠布、棉花棒、鼻胃管、生理食鹽水……統統要自費呢？

聽到老公的轉述，萱萱不禁開始擔心，到時候寶寶出院，材料費這邊，會不會又要繳更多的錢？這還真的是一筆意想不到、又沈重的醫療負擔啊……

平常我們到便利商店、賣場、或百貨公司買東西，如果對於價格、收費、找回來的零錢有疑慮，通常都可以當下立即核對資料，釐清購買和付費的內容。但到醫院診所就醫時，民眾因病痛在身，加上不清楚健保規定，更不曉得醫療服務的「定價」到底是多少？最後只得摸著鼻子花錢消災。

有收取醫療費用，就必須要開收據

就算覺得有奇怪的地方，也只能在事後向各轄區的健保

分局、或各縣市衛生局申訴，看看是不是合理的收費內容，然後再辦理退費等事宜，曠日廢時之外，受氣難免。

　　無論是我們在繳交醫療費用的當下，或是事後核對醫療費用，想要將不合理的部分退回來，都需要一個非常重要的文件，就是：醫療院所的醫療費用收據。

　　根據醫療法規定：只要醫院診所有收取醫療費用，就必須要開給民眾寫明收費項目、金額的醫療費用收據。如果沒有開立就是違法，可以處 1 萬元以上 5 萬元以下的罰鍰。

　　醫療費用收據相關的規定是什麼？依據醫療法施行細則規定：

一、應依據現行健保申報項目，分列健保及自費項目

　　醫療費用收據不是便當店報帳用的收據，應該列清楚收費的項目和數量，並且將部份負擔、健保給付和自費分別條

列。直接出自民眾口袋的是部份負擔和自費項目，健保給付的則是，從民眾所付的健保費中，直接支付費用給醫院診所。健保給付的是以點數的方式作呈現，每1點約略也可以1元來作計算。

二、自費1千元以上，須寫明內含之項目名稱和單價

醫療費用收據包括診察費、材料費、檢查費等大項目。並針對自費1千元以上的項目，應具體寫出內含的醫療服務和單價，讓民眾可以知道付的是什麼錢。

三、費用收據上，須列出當次就醫的健保卡就醫序號

每次我們持健保卡就醫一次，卡片中所存的就醫序號，就會往上遞增，醫療費用收據上列示就醫序號，可以讓我們在保存收據時，便於核對、整理。另外也可以讓我們警覺自己的健保卡，是否有遭到不當盜刷、冒用的情形。

四、不滿1千元，也可自費向醫院診所申請費用明細

有些民眾為了請領保險的需要，希望可以知道每一個大項目所包含的內容，如：檢查費包括了哪些檢查？分別是多

少錢等，1千元以上，醫院需要主動提供，但就算不滿1千元，也可以自費向醫院診所申請，醫院診所不可以拒絕提供。

　　這些有關醫療費用收據的規範，不論西醫、中醫或牙醫都應一體適用，就算是全自費的中醫推拿、拿湯藥、牙醫自費做牙齒矯正、冷光美白或植牙，甚至醫學美容、整型手術等，醫院診所也都應該提供病人，符合這些規定的收據。

　　若有發現不符合規定的狀況，可以向醫院、診所所在地之縣市政府衛生局，以及各區健保局醫務管理組提出申訴，請他們稽查和協助處理。

　　標準收據格式：

○○○醫院住院醫療費用收據（參考格式）

病患姓名：○○○　　身分證號：○○○○○○○○○○　　出生日期：○○○/○○/○○

性別：○　　入、出院日期：○○○/○○/○○ ~ ○○○/○○/○○　　就醫身分別：○○○○

健保卡就醫序號：○○○○　　部分負擔代號：○○○　　住院科別：○○○

病房號：○○○　　　　　主治醫師姓名：○○○　　病歷號碼：○○○○○

健保申報項目	點數	自付費用項目	金額
診察費	xx	住院部分負擔（急性）	
病房費	xx	1~30 日	xx
管灌膳食費	xx	31~60 日	xx
檢驗檢查費	xx	61 日以上	xx
放射線診療費	xx	住院部分負擔（慢性）	
治療處置費	xx	30 日以下	xx
手術費	xx	31~90 日	xx
復健治療費	xx	91~180 日	xx
血液血漿費	xx	181 日以上	xx
血液透析費	xx	病房費差額	
麻醉費	xx	單人房：計　　日	xx
特殊材料費	xx	雙人房：計　　日	xx
藥費	xx	病房膳食：計　　日	xx
藥事服務費	xx	檢驗檢查	xx
精神科治療費	xx	藥品	xx
注射技術費	xx	衛材	xx
嬰兒費	xx	部分給付*	xx
		其他	xx
小計：健保申報 xxxx點 （健保申報點數非一點一元給付）		小計：住院部分負擔金額 xxx元 　　　其他自費金額 xxx元	
應繳金額： xxx元		收款人：○○○（收費章及日期）	

醫院名稱、醫療機構代碼、醫院地址、電話(條戳或圖記)

第○聯　　　　　　　　　　收據編號：○○○○○

*：指陶瓷人工髖關節、樹脂石膏、塗藥血管支架、人工心律調節器、義肢等五
　項由病患自付部分

醫療費用收據，好處多多

醫療費用收據，除了可以讓我們更了解自己到底付錢購買了哪些醫療服務外，還至少有下列三種用途：

一、申請商業保險給付、健保押卡時或住院部分負擔超過上限時，據以退費的重要憑證。

二、每年報稅醫療費用列舉扣除的依據。

三、作為請病假的證明文件，省去另外申請診斷證明書的一筆花費。

如果因收據遺失請求補發，醫院診所通常會以提供存根聯、副本影本、或以開立費用證明之方式，提供民眾作為報稅憑證或其他用途。

所以，「索取收據、妥善保存」，切勿隨意丟棄，以免權益受損或隱私曝光，免得萬一申請補發時，可能還要繳交一筆工本費用，增加花費。

CARE 小叮嚀

　　無論是健保給付或是自費，每一筆醫療費用，都是每一個民眾努力工作得來的辛苦錢，良好的醫療服務，必定值得我們花費一定程度的金錢，但要合法、合情、合理。

　　台灣醫療改革基金會（簡稱：醫改會）期待每一個就醫民眾，都是一個看顧全民醫療費用荷包的小尖兵。在就醫批價後，就像買了東西核對發票般，都能仔細地根據上述教戰守則核對收據，有沒有超收自費、詐領健保疑慮、漏開收據等非法情事時，除了能勇於向衛生局、健保局檢舉，讓醫改會與大家，一同守護台灣的醫療資源外，漏開自費收據，還可能涉及逃漏稅，可向國稅局檢舉，捍衛稅收正義。

等不到的健保床

全民繳納的健保費，當然要讓全民看見購買的「醫療服務品質」！

靜香是長期慢性病患者，常須到醫院接受有關治療。

問題是，現在各醫院的健保病床使用率非常不透明化，以前還可在健保局網頁中，找到各大醫院健保病床前幾天使用的情形，但到 2008 年後，此資料已找不到。

醫院常會告訴病患：「沒有健保病床，要住自費的雙人或單人病床。」

有次靜香到 XX 醫院急診，觀察後急診醫師診斷：「須住院治療。」

院方同樣告訴靜香家人，當天沒有健保病床，除非改申請自費病床。因經濟問題，靜香女兒為難的告知櫃檯服務員：「如果今天沒有健保病床，就等到明天有健保病床時，再轉到病房好了。」

幸好服務員用心幫忙查到醫院其他科別的病房，還有健保床，以他們之前的案例，雖然是不同科，仍可轉到此病房。但是，病房值班的護理人員不願意多收新病患而拒絕。最後，還是靠著服務員聯絡值班護理長，經過多次請託溝通，才終於讓靜香能順利住院治療。

經過此事，靜香和家人對台灣醫院健保病床不透明化懷疑，也讓人不免感慨，台灣資訊產業如此進步，為何政府沒有建立一套可以幫助辛苦病家，查詢健保空床的資訊系統？如果醫院明明有健保空床，卻告知病患只能住自費病房，誰來保障病患權益呢？？

如果有家人住院的經驗，對「等病床」這種狀況，一定不陌生，住健保床的民眾，只要沒有其他自費治療，只需付前述所提住院部分負擔；住自費病床民眾，其應付病床（房）

費，雖依各縣市核定的收費標準而定，但累積下來仍將是一
筆可觀的數字。

健保床空床數，誰說了算

　　有限的健保床，常使民眾因為擔心延誤病情，或不忍已
經生病了的家屬，枯等於幾乎談不上照護品質的急診室走廊
臨時病床，迫於無奈，只好自費住需要補差額的病房，對於
身處疾病煎熬的民眾來說，無疑在經濟負擔上雪上加霜。

　　所謂健保床，在健保特管辦法規定中，除了每病室
設 2 床以下之急性、慢性病房之自費病床外，其餘皆為
健保床。

　　除此之外，健保法還規定：公立醫院健保床佔總床
數比例應達 75% 以上，非公立醫院則應達 60% 以上。

　　然而，徒法不足以自行。只要醫療院所病床資訊不夠公

開，對民眾而言，往往無法得知哪間醫院、哪個科別還有健保床？空床位還要等多久？民眾根本無計可施，也沒有任何資料可以查詢，只能默默地等待。

最後，民眾難免心生疑慮與怨言：推說沒床是不是拒絕民眾住院的藉口？達官貴人為何永遠都不必等床，隨到隨有？或是，醫院是不是人力不足，關病房不給病人入住？

為了解決這樣的矛盾，2011 年修正通過的二代健保法，在要求品質資訊透明上已有所突破，以健保病床資訊為例：要求醫院每日公佈健保病床使用情形，也要求健保局應每季予以查核！

 CARE 小叮嚀

　　有住院醫療需求時，等病床常是病患與病家的夢魘！

　　我們注意到近年來，各大醫院門庭若市的急診室走廊，擠滿了臨時推床，及陪同的家屬。其實，去醫院不能類比餐廳吃飯，越多人排隊越好，等再久都應該心甘情願；病患越多的醫院，醫療人員配置不一定較多，受病痛折

磨的病患卻必定得遭受擁擠、嘈雜、不得安穩休養的環境，忙碌不堪的醫師、護士似乎多問一句、要得到好臉色都是奢侈，病患茫茫然躺在急診走廊，別說安穩休養，連隱私都沒有，還得暴露在高感染風險的環境中。

　　醫療品質要有充足的人力、時間、空間，若非緊急、必要，下次當身邊親朋好友須住院，或有經濟困難、須住健保床為佳時，或可考慮先上網查詢，或客氣地去電醫院請教大概的候床人數、候床時間、天數等，再考慮是否一定要住到特定醫院？或暫時於家中休養，將有限的醫療資源留給最緊急需要的人。

　　情況緊急又沒有病床時，可依法請醫護人員利用緊急醫療照護網，查詢並協助安排轉診至最近、最適合的醫院。若遭拒絕，則可向當地衛生局、健保局請求協助並予以檢舉，也讓健保局人員知道，民眾對於等不到健保床的怨聲載道，促使他們制定出具體措施，來因應等床的困境。

醫療窮人的悲歌

　　這些，只是我們收到的部分投書；他們的無助、苦和難，健保的相關主管機關，真的看到了嗎？

　　小本經商的父親，因為受到經濟景氣蕭條的波及，家中經濟情況陷入窘迫，健保費也因為實在無法繳納，導致全家都被鎖卡。

　　一家大小，不管誰生了病，多痛苦都必須忍，因為我們家三餐溫飽都很困難了，哪來多餘的錢看醫生？

　　現在自己出社會了，健保變成公司給付，但是家父那邊的健保由於積欠過多，我們根本沒有能力一次付清，要分期又說因為我們家有田產，不符申請資格，到現在還是鎖卡的狀態，每次老人家身體不舒服，怎麼勸都不肯去就醫，真的讓人很無奈又不甘心……

　　大雄在畢業後工作了兩年，健保費用未曾積欠，因為轉換跑道的關係，在八月底辭職，目前計畫準備進修。

　　11 月初大雄因為盲腸炎開刀，使用健保卡時，才發現已經被鎖卡！但本人從來沒有收到，任何關於健保費用拖欠的通知。

　　還好大雄爸隔天趕忙拿繳費證明，到戶籍地鄉公所去辦理開卡，否則健保根本不給付。大雄只是因為待業兩個月，連份通知都不發，就把健保卡鎖起來，實在有些不合理……

　　胖虎退伍剛出社會的時候，根本不知道當時的雇主，有代扣卻沒代繳交健保費，胖虎卻在三年後收到法院強制扣薪，才知道被鎖卡了。

　　胖虎回頭找前雇主，雇主卻說：「你又沒問，我本來就沒說幫你保健保呀！」

　　但是明明他有扣勞健保費啊，無奈小企業公司沒薪資條可以證明，胖虎只好恨恨的吞下悶虧，乖乖的先去補繳納。發生這樣的勞資爭議時，不是太便宜那

可惡的老闆了嗎？

　　小夫是原住民，莫拉克風災期間，因為依附在「互助會」下投保，互助會又因路被阻絕，那瑪夏山上沒有網路、郵局又沒開、無法下山繳費，小夫的部落裡有幾個沒有被認定是受災戶的族人，就這樣被鎖卡了……

　　這些讀來怵目驚心的故事，都是去掉個人隱私資料後，改寫自接獲民眾投訴，或是由其他社福團體提供的個案，這樣的鎖卡悲劇令人不禁想問：

　　全民健保的實施，不就是讓民眾免於因為貧困，生病而不能就醫嗎？為什麼反而貧窮的民眾，反而無法享受健保資源呢？

　　為促請民眾按時繳納健保費，維持健保「風險分擔」、「自助互助」精神之運作，健保法規定：

　　未按時繳交健保費者，於 15 日寬限期後，每逾 1 日須繳納 0.1% 之滯納金，最高可至 15%。累積 3 個月皆未繳清健保費費、滯納金、部份負擔的話，民眾及其眷屬就會在下

次就醫時,被醫療院所告知被「鎖卡」,而不得就醫。所有醫療費用皆得自費。累積5個月未繳,則將被移送強制執行。

許多人認為健保鎖卡,是離我們非常遙遠的一個議題,事實上人生的風險,是非常難以預料,每個人都有可能因為公司周轉不靈、失業、喪親、家中因颱風、地震、火災等天災人禍,頓失原有資產、財富、以及經濟依靠,不幸成為因無力繳納健保費,而成為被鎖卡無法就醫、貧病交迫的的弱勢民眾,就算健保局有事先審查的機制,仍可能因為所得資料的計算方式,或是評估人員的看法不同,造成被誤判被鎖卡。

沒繳錢,就不能使用醫療服務,看起來天公地道,再明白不過的道理,似乎沒什麼好爭辯的。然而,鎖卡以致不准使用醫療服務,真的合理嗎?讓我們細細分析一下。

其實積欠保費的人大致可以分為四類:

一、經濟上出現困難,卻又未到主管機關提供補助的標準,繳不起保費。

二、薪水定期扣款卻遭雇主、工會欠款。

三、不熟悉投保規定,因工作轉換或其他因素,未繳費卻也未接到欠款通知。

四、惡意拖欠。

鎖卡等同於「鎖」命

早在 1999 年大法官會議，即針對健保鎖卡提出釋憲說明：「對於無力繳納保費者，國家應給予適當之救助，不得逕行拒絕給付，以符憲法推行全民健康保險，保障老弱殘廢、無力生活人民之旨趣。」

對於第一類原因而被鎖卡的人，其實正是因為經濟能力不好，最為需要全民一起分擔醫療費用的一群。鎖卡手段卻在他們需要醫療照顧的時候，拒絕照顧他們。

第二、三類民眾，因雇主、工會、健保局通知疏漏而欠費，實屬無辜。卻也與第一類民眾同樣在就醫時才被通知被鎖卡，許多病患就因臨時付不出龐大的自費醫療費用，延誤甚至拒絕就醫。

當鎖卡成為追討欠費的唯一手段，傷害最深的就是這幾類真正需健保資源幫助的民眾，這豈是全民健康保險的立法原意？但令人遺憾的是，這 10 年來除了健保局有提供民眾，「分期償還積欠」的保險費，或是透過各分局募款所得的愛

心基金，短期補助弱勢民眾的保險費用外，鎖卡的手段仍舊持續不斷地執行中。

2010 年監察院針對健保局持續以鎖卡手段處理健保欠費問題提出糾正，不僅點出這項制度的不合理性和荒謬性，更清楚說明：就算健保局有多項協助欠費民眾清償保險費用的措施，但因尚屬零星式、個案式的協助，對於廣大經濟弱勢民眾來說，尤其是社會中下階層、深處在社區陰暗角落的經濟弱勢民眾，更難以獲得實質之幫助。

對於惡意欠費的民眾，鎖卡也不是最為合理的處罰手段。許多人常掛在嘴邊的質疑：「那麼那些故意欠費的人呢？難道我們就要白白讓他們使用健保嗎？」

但換個角度來想，如果只是鎖他的卡，卻不追討他積欠的費用，這些人還是可以自費就醫，健康無慮。但對於可能遭誤判，而被鎖卡的民眾其所失去的健保資源及健康，卻無法回復。因為健保法早有明文規定，在他們積欠 5 個月後後，即可移送「強制執行」。當然，要確認是否為惡意欠繳，其查證財產之程序繁雜，且不容易完備，行政成本較高，與可便宜行事的鎖卡手段相比，較少被用來追討健保欠費。然而，是否要用鎖卡和拒絕提供醫療照顧的方式，來處罰「惡

意不繳」的民眾，仍可討論。

　　犯罪而被關進監獄的犯人，仍有不得拒絕他們就醫權。欠錢還錢而已，還有其他處罰手段，何能在需要就醫時拒絕提供醫療服務呢？當然，並不是人人都同意這樣的看法。對於「惡意欠繳」者應如何處理，我們的社會還應多些討論才好。

繳不起健保費，突然生重病怎麼辦

　　在你身邊，是不是也有因為遭到鎖卡，而無法就醫的家人、朋友呢？或許他們還不知道怎樣處理有病無力就醫、只能眼睜睜看著病情加重、然後再影響生活和工作能力的惡性循環，一再上演。

　　下面的資訊，可以幫助落入經濟困難、而有醫療需要的朋友：

　　※　被鎖卡的民眾，有急重症醫療需要時，只要持有村里長出具之清寒證明，即可先使用健保就醫，醫療院所不得拒絕。

　　※　協助繳不起保費民眾，繼續使用健保的管道有：

紓困措施	紓困對象	紓困內容
無息貸款	符合「經濟困難」或「特殊困難」資格民眾。	針對積欠的健保費和部分負擔費用,向健保局申請無息貸款。
分期繳納	不符「經濟困難」或「特殊困難」資格民眾,積欠健保費達2,000元以上。	申請分期,攤繳保險費,繳清第一期款項後,就可以繼續使用健保就醫。
愛心轉介	個案不適用於紓困貸款,又無力負擔分期繳納的民眾。	健保局會協助轉介公益團體、善心人士等,幫助代繳欠費。
「安心就醫專案」	為沒有低收入戶補助身份、但經濟困頓的近貧戶,以及18歲以下的兒童青少年、和因喪偶、失親、家庭遭逢重大變故的特殊境遇家庭主動解卡。	

參考資料:中央健康保險局 2010.09.02 更新網頁

註一:以上救濟措施之資格認定、申請應具備文件,可去電
　　　健保局免付費專線:0800–030–598 洽詢。

註二:除健保局提供之紓困措施,民眾亦可向鄉鎮市公所申
　　　請急難救助、馬上關懷,各縣市政府針對健保保費也
　　　各自定有不同的補助辦法,可去電洽詢。

註三：民眾於被鎖卡期間之自費醫療費用，可憑收據向健保
　　　局辦理核退。

 CARE 小叮嚀

　　若遇到身邊有親朋好友惡意欠繳，請把閱
讀本書之後所了解到健保的好處跟他分享，請
他一起加入全民共同分擔就醫風險、促進國人
健康的行列。

二代健保新法

2011 年 1 月 14 號，通過的二代健保法，預計將於 2012 年實施，有鑑於大部分媒體，較著眼於分析二代健保法財務面對民眾的影響，卻對沒有爭議、但反而是有突破性進步的條文較少提及，讓我們分四大部分告知大家：

照顧弱勢就醫權益

※　二代健保前：

健保局不問原因、不通知即鎖卡，讓貧困民眾、被雇主欠繳健保費的勞工等，在有病痛需就醫時，才發現被鎖卡。

二代健保後：

一、健保局應主動協助有經濟困難，未能一次繳納
　　保險費、滯納金、或應自行負擔之費用者申請
　　分期繳納、貸款或補助。必要時，應會同社政
　　單位或委託民間相關專業團體，尋求社會資源
　　協助。
二、健保局須先查證及輔導後，才能對有能力卻拒
　　不繳費的民眾鎖卡。

※　二代健保前：

沒「關係」的民眾，只能面臨健保病床一床難求，
或是要自費住差額病床、轉院的困境。

二代健保後：

醫院每天皆應公佈保險病床使用情形、健保局應每
季查核各醫院，是否符合健保床比例規定。

※　二代健保前：

醫師開藥與民眾拿藥，在同一醫療院所，藥價差利益
使得健保支出大失血，也損及民眾用藥安全及品質。

二代健保後：

規範醫師開藥後「應」交付處方箋，讓民眾自由選
擇調劑地點（原院所或社區藥局），切斷醫師開藥與
藥價差之間利益連結。

※　二代健保前：

過去健保財務嚴重虧損，總額預算之下，許多新藥
與醫材，無法及時納入健保給付，民眾常被要求自
費或負擔差額。

原修法草案，計畫開放差額負擔，但各界擔憂會影
響弱勢就醫權益。

二代健保後：

僅通過開放醫材差額負擔（不開放新藥）並通過下
列附帶決議：

一、應實施醫藥科技評估，幫助健保會作開放與否
　　的決策。

二、應公開包括療效、風險、副作用的完整醫藥科

技評估報告，幫助民眾做出適當醫療選擇，避免醫師誘發不必要的自費醫療。

三、應對開放項目定期監測，並評估「是否逐步納入健保。

強化政府健保責任

※ 健保會審議、協議訂定事項，應由主管機關或行政院核定，經行政院核定事項，應送立法院備查，以防杜主管機關卸責。

※ 訂定政府負擔健保保費下限 36%，以承擔穩定健保基本財務的責任。

擴大民眾參與監督

※ 透明健保決策開放民眾參與及監督取信於民。

※ 審議保險費率、保險給付範圍、協議總額訂定及分配、決定健保資訊公開項目、開放醫材差額負擔品項等重大決策之「保險會」：議程 7 日前公開、會議

實錄 10 日內公開；付費者代表不得少於 1/2、各代表須利益揭露，決定醫療及藥物健保給付與否與相關規定之會議。

由健保局、相關機關、專家學者、民眾、醫界代表共同擬定，必要時得邀請病友團體表示意見。會議實錄、

各代表利益揭露須公開。決定健保給付前，應公開醫療科技評估報告。

※ 各總額協商會議，應遴聘專家學者、付費者代表、醫療提供者代表，共同研商。議程應於會議召開 7 日前公開、會議實錄及出席名單則應於開會後 10 日內公開。

落實健保資訊公開

※ 打開健保特約醫療院所財務黑箱。

※ 領取健保費超過一定金額之醫院或診所須公開經會計師簽證之：資產負債表、收支餘絀表、淨值變動表、現金流量表、醫務收入明細表、醫務成本明細表。

※ 擴大公開醫療品質資訊，讓民眾監督多繳的錢是否值得。健保局及醫院、診所應定期公開與健保有關之醫療品質資訊。

※ 公開健保違規資訊，保障醫界清流及民眾就醫品質；A健保情節重大時，健保局應公告其名稱、負責人或行為人姓名及違法事實。且A健保罰鍰自2倍提高為2~20倍。

第二章

病歷為健康之本

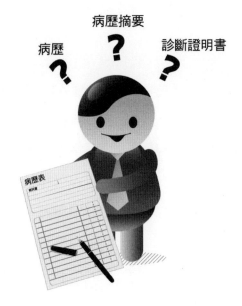

病人有「知」的權利

在過去，病歷資料常被視為醫院診所的財產，或是醫師個人的智慧結晶，並不認為和病人的健康有什麼關係。

但隨著每個人對自己的健康權越來越重視，政府和醫界，也逐漸認同病歷資料對於病人的重要性。在民國93年，衛生署即公告了申請複印病歷的收費標準，和申請時間上限。

娃娃的媽媽因為高血壓、糖尿病，長期在某一間大醫院就醫。但最近娃娃覺得媽媽的狀況不太穩定，就算生活作息和飲食都有注意了，長期下來控制的狀況還是沒有轉好，所以娃娃心中盤算，想讓媽媽轉院治療看看。

娃娃帶著媽媽到另外一家醫院去看診，醫生希望娃娃可以把媽媽先前就診的病歷資料帶過來，這樣才

可以比較全面性地了解媽媽的病情，最好還可以有媽媽相關的血壓和血糖計畫，以方便安排後續的治療計畫。

娃娃聽了醫生的建議，心中滿是困惑，陪著媽媽看病這麼多年，每次病歷都是醫生寫一寫就歸檔收回去了，從來也不曉得可以申請，更不知道怎麼申請？

娃娃擔心，如果直接問醫生或護士要病歷，萬一被反問申請的理由，到時候又該怎麼講才好呢？但不問醫護人員的話，要申請病歷，又不知道可以問誰？到底申請病歷該怎麼「不得罪醫生」的申請才對呢？

病歷和每一個人的關係

不管我們是到診所，還是到醫院去就醫，醫師一邊在問診的同時，通常都會一邊寫下我們所提供的疾病史資料、不舒服的症狀，以及醫師對於這些狀況的專業診斷和治療的方法，這本詳細記載我們健康狀況的紀錄，也就是我們一般所說的病歷。

在門診的時候，因為主要是由醫師看診，頂多就是護理

人員打打針、藥師配藥給藥，所以病歷紀錄，主要包含了醫師的看診記錄，必要的時候才會有護理人員和藥師的紀錄。

如果是住院的話，除了醫師每天的巡診紀錄，和護理人員每天三班的護理紀錄之外，因著每個人疾病狀況的不同，還會有其他醫療團隊的人員協助照護，如：

營養師的營養評估和建議、社會工作師的社會心理評估、呼吸治療師的脫離呼吸器訓練紀錄等等。這些紀錄綜合起來，才是一本完整的病歷紀錄，也就是我們在住院期間，每個人最完整的健康履歷。

每一個人員的紀錄後面，應該都要蓋上姓名戳章或是簽名，並寫清楚記的日期，一方面以示負責，另一方面也希望我們對於病歷紀錄有疑問的時候，可以直接請教記錄的人員，增加病歷資料的可信度。

病歷資料，病人都可以擁有

這些和我們每一個人身體健康關係密切的病歷資料，我們是不是可以閱讀、甚至擁有一份呢？

不可諱言地，在過去病歷資料常被視為醫院診所的財

產，或是醫師個人的智慧結晶，並不認為和病人的健康有什麼關係，但隨著每個人對自己的健康權越來越重視，而且政府和醫界也逐漸認同病歷資料對於病人的重要性，以及可以帶來的各式好處後，也開始檢討病歷資料如何和病人本人共享的相關機制。

　　並且在 2004 年，公告申請複印病歷的詳細收費標準和申請等候時間上限，希望能讓有需要的民眾，可以更方便、快速、並以合理的價格，複印到自己的病歷，也就是自己個人完整的健康紀錄。

　　那麼如果我們想要複印自己或是家人的病歷，有哪些規定是我們需要注意的呢？

申請複印病歷原則

　　病歷所記載的，是我們每個人詳細的就醫過程，對於我們罹患過什麼疾病？曾經做過什麼治療？都有詳細的說明，為了保障每個人的健康隱私權，除了本人和提供醫療服務的醫師、護理人員等醫療人員外，不可以隨便給其他人翻閱或是查詢，就算是家人也不例外。

　　所以申請複印病歷，大多以本人為原則；如果家人需要
申請病歷，但卻又因為行動不方便，或是交通因素無法親自
前往，也需要備妥有簽名或蓋章的授權書、家人本人之身份
證件，再交由代理人前往協助申請。

複印時限和費用

　　目前到醫院診所申請病歷，按照衛生署的公告，應該在
申請的 14 天之內交付給申請人。

　　複印費用的部分：

　　紙本病歷：A4 單面是 5 元，雙面就是 10 元。

　　影像病歷：X 光片等傳統膠片，一片以不超過 200 元為
　　　　　　　原則。

　　光碟儲存的影像病歷，如果一片光碟內只有單筆的資
料，費用上限為 200 元，如果是多筆資料一起存放，以每張
700MB 容量之光碟片計算，每一片收費上限為 500 元，超過
一片，每片加收費用上限為 20%。

　　除了這些印製病歷的費用外，因為考量醫院診所調閱病
歷、複印也需要花費人力、物力，所以還可收取 200 元的基

本費，有的醫院也會以「行政費用」或「掛號費」的方式出現在收據單上。

　　上述的這些費用規定，都是收費的上限，如果去申請病歷的時候，發現醫院診所的收費超過這個額度，或是一再拖延、不願意交付病歷，是可以檢具醫療費用收據，向醫院所在縣市的衛生局檢舉，以保障民眾自身醫療權益。

各家醫院申請流程不同，事先詢問才不會白跑

　　目前衛生署雖有規定複印病歷的時間和費用，但針對流程的部分，考量每家醫院診所的行政作業流程不同，所以並沒有硬性規定申請的流程。

　　但也造成了有的醫院可以直接到病歷室填單申請，然後到批價櫃台繳費，即可完成申請。但有的醫院，則需要經過掛號、候診、問診等流程，才可以申請到病歷。

　　為了避免白跑一趟，建議大家可以先打電話去詢問院方複印病歷的申請流程，以及相關的收費標準後，備妥相關證件後再到醫院診所申請。

　　不管醫院的申請流程如何，醫院都不可以拒絕交付病歷，如果發現醫院診所，疑似故意設下層層申請障礙，意圖

拒絕提供病歷複印申請，一定要向醫院診所所在縣市的衛生局申訴。

不可不知的病歷規定

除了有關申請病歷複印的規定外，還有一些和病歷相關的重要事項，你一定也要知道的規定包括：

任何一家醫院診所，至少需要保存病歷 7 年，如果是未成年的小朋友，則需要保存到 20 歲後 7 年，也就是至少 27 歲；其他像是參與人體試驗的病歷，則需要永久保存。

醫院診所如果因故無法繼續營業，病歷資料需要交給接下來承接的醫院診所依規定保存；如果醫院關門大吉後，並沒有其他人接手營業，那麼病歷資料也需要再保存 6 個月，等待病人前來認領，否則六個月後就需要全數銷毀。

CARE 小叮嚀

　　醫改會於 2001 年成立之初，出於關注遭遇醫療糾紛的民眾，在後續處理上的層層障礙關卡，而開始關心到病歷申請的這個問題。

　　雖然醫療法早有規定，民眾可以申請自己的病歷，但實際上卻是困難重重，往往需要花費九牛二虎之力，才有辦法得到自己的病歷。遺憾的是，好不容易拿到手的病歷，也常常是殘缺不全，東漏一頁西漏一頁，對於原本就處於醫療資訊不對等的醫療糾紛當事人來說，無疑是雪上加霜。

　　為了改善這樣的狀態，醫改會於 2004 年召開第一波病歷取得的記者會，揭露種種不合理的狀況，並獲得衛生署立即的回應，公告醫院應於 14 天之內交付民眾病歷，並公告了複印病歷的收費上限。更振奮人心的是，也有部分的醫院診所確實地改善了複印病歷的流程，增加了取得病歷的容易性。

　　但為了確保民眾申請複印病歷的權益，有得到保障，衛生署的相關規定有落實下來，醫改會又於 2006 年，進行了 400 多家醫院，申請複印病歷的大調查，赫然發現竟有將近 70% 的醫院，並沒有按照規定提供民眾申請複印病歷，這樣的結果真是令人失望和痛心。

　　經過各縣市衛生局的督促和管理，以及各醫療院所改善申請複印病歷的流程後，現在大部分的醫院，多已有按照衛生署的規定交付病歷、合理收費，這無疑是台灣醫療史上的一大進展。

　　如果還有發現醫院不提供病歷、胡亂收費的狀況，大家可以向醫院診所，所在縣市的衛生局提出申訴，讓衛生局可以督促醫院好好改善，保障全民的病歷取得權益。

病歷與轉院

在護理站看過病歷資料的人，會有滿腹的疑問：「哇，這麼一疊病歷，要複印哪些才有用啊？」

娃娃後來終於鼓起勇氣，去問了醫院掛號處的小姐，了解到原來可以直接到「病歷室」填單申請。

到了病歷室，小姐劈頭就問：「是要申請哪個部分？是住院的？還是門診的？需要護理紀錄嗎？還是妳只要檢查的數據？是要來作什麼用的？」

娃娃聽到一個個接踵而來的問題，根本不曉得應該怎麼回答才好？病歷不就是病歷嗎？還有分這麼多的內容喔？原來箇中還有學問的？

娃娃心想：「早知道就多問一下新轉院看診的那個醫生，到底要哪些資料？」現在整個摸不著頭緒，到

底應該申請哪些資料才對呢？還是全部都先申請了再說？

病歷資料哪些是可以申請的

　　在了解病歷申請的流程後，如果曾經在護理站看過病歷資料的人，不免會有滿頭霧水的疑問：「哇，這麼大疊的病歷資料，到底應該複印哪些才有用呢？」

　　在搞清楚需要申請哪些內容之前，我們可以先來認識一下一本完整的病歷，到底應該包含哪些內容？

　　一、病患住院的時候，主治醫師、住院醫師和會診醫師的病程紀錄、每天的巡房紀錄，通常被稱為「progress note」。

　　二、護理人員每天 3 班的護理紀錄，內容應該包括病人的脈搏、血壓、呼吸等生命徵象，以及用藥、疾病變化等紀錄。

　　三、藥單和用藥紀錄。

　　四、各項檢查、檢驗報告。

　　五、其他醫事人員的紀錄，如：營養師的營養評估報告

　　和營養建議、社工人員的社會心理評估、處遇計

　　劃、物理治療師的治療紀錄等等。

六、影像病歷，如：X 光片、電腦斷層掃描（CT）、磁

　　振造影（MRI）、內視鏡及超音波等檢查資料，有

　　可能是傳統膠片，或是電腦輸出的列印影像。

七、就診至今所簽署的同意書、切結書等表單，如：手

　　術同意書、自費同意書等等。

　　也就是說，一本完整的病歷，應該包含上述的內容，而且還要特別注意的是，每一種紀錄的後面，都需要有醫事人員的蓋章或是簽章才行，這才表示這是一份由專業的醫事人員所做的紀錄，值得被相信和採納。

轉診，病歷是可以隨身攜帶的

　　所謂的轉診，通常是指病人先到診所、或是小醫院就醫後，因為疾病的狀況，超乎該診所或醫院可以照護的程度，所以必須經由轉診到其他醫院去接受進一步手術或是治療的狀況。另外也有可能是因為在某個醫院就醫的狀況，不是很滿意，希望可以尋求其他醫院的治療，所以發生轉診的情形。

　　如果是發生在住院、門診了一段時間後，有轉診的需求，通常就會有需要申請前面就診的病歷資料，按照健保相關法規，或是一般醫療常規的慣例，應該由醫師或醫療團體準備好轉診所需的各項資料，交給我們做為後續接手醫師的參考資料。

　　不過凡事總有例外，翻開報紙確實也會見到許多因轉診未妥善準備，最後病人受到醫療傷害的憾事，如何確保轉診過程的順利？我們期待醫院診所，應督促醫事人員可以按照醫療常規，做好聯絡和交付病歷資料之職責外，我們也可以從旁來協助他們，多一雙眼睛少一份粗心，如何在轉診過程盡量減少意外事件的發生，是我們接下來要討論的重點。

　　轉診通常是就診到一半，才轉換就醫的場所，所以後續接手的醫療院所，往往不了解先前的治療狀況。如果需要知道一開始的疾病狀況，以及究竟做了哪些治療？就需要仰賴之前就診的病歷紀錄才可以，那麼當我們要轉診的時候，需要先申請哪些資料呢？

可以讓醫師判讀的第一手資料：檢驗、檢查報告

　　病歷資料裡面的檢驗、檢查報告，是反應我們身體變化

最忠實的資料，不帶有任何醫師或醫事人員診斷色彩的原始數據。

　　所以如果轉診前不曉得要申請哪些病歷資料，可以先把檢驗、檢查的結果申請出來，包含相關的影像病歷，一併帶過去給後續接手的醫師參考，說不定其他醫師會有其他新的發現和診斷，對於後續的治療有所助益。

門診或住院過程的病歷紀錄

　　除了檢驗、檢查報告外，前一位醫師對於疾病的診斷和治療計畫，也是一項重要的參考資料。

　　一方面有病情相關報告，可以提供後續接手的醫師重新診斷，另一方面也可以從先前的醫師做了哪些治療、對整體的疾病狀況，產生哪些影響等資訊中，抽絲剝繭找出疾病可能的真實樣貌。

事先問清楚，轉診要備妥哪些資料

　　除了可以從上述兩個重點，來判斷轉診過程中，應該申請哪些病歷資料外，其實最直接的方式，就是於轉診前，撥個空到診間去詢問護理人員，或是衛教護理師，如果要轉診

過來，通常需要備妥哪些資料？也可以在第一次轉診前，先
準備好病歷摘要給門診醫師先作參考，然後直接詢問醫師，
需要哪些資料後，再做申請。

緊急狀況的轉診

當發生須要緊急轉診的狀況時，舉例來說：病人出了嚴
重的車禍，先送到最近的地區醫院止血、穩定生命徵象等緊
急處理後，但因該醫院沒有可以開腦的醫師，所以得要轉診
到較遠一點的大醫院進行緊急手術。

或者因為突發的心血管疾病、中風、重大創傷等狀況，
有時候也會為了要先穩定住病人的生命徵象，選擇到就近的
醫院先做緊急處理，然後再轉診到較大的醫院進行手術或是
治療。

這類的狀況通常比較急迫，所以沒有足夠的時間複印病
歷；如果不幸遇到這樣的狀況，又有哪些事情，是我們可以
注意的地方，以避免在轉診過程中，因為不小心的疏忽、或
是平添意外發生在病人的身上呢？

確認（一）備妥轉診病人的病情相關資料

為了確保接手的醫院，可以充分了解病人的狀況，建議轉出的醫院應該提供：

※　原醫師開立轉診單，轉診單上應有病人基本資料、疾病診斷、建議治療等訊息。

※　原醫院已經做過的檢查檢驗報告，和已經做過的治療，包括使用的藥物等。

這些措施都可以幫助接手的醫師快速進入狀況，作出適當的醫療判斷。

確認（二）已聯絡好適當的醫院，不要撲空

根據健保局的轉診作業，轉出醫院的醫護人員，必須聯絡好轉入的醫院並妥善交接病人的健康情形；為了確保能夠得到適當的治療，也可以請醫院協助了解後續接手醫院是否有適當的床位可以入住。如有疑慮，除了可以委婉地請醫師再次確認外，病人家屬，也可自行打電話過去後續接手的醫院，請他們協助轉入醫院的急診室來作確認。

確認（三）救護車不是廂型車，要有功能才有功效

確認救護車的配備和隨車人員，確實符合病人的病情需

要，且相關設備可以正常運作。請轉出醫院的護理站，協助聯絡備有病人需用設備的救護車，並記得問醫護人員，車上是否需要醫護人員隨行照顧？

不論是隨行護理人員及救護車收費，都有標準表可以依循。接著可以請醫護人員再次確認：救護車上的氧氣鋼瓶、生命徵象監測儀器等設備，皆可正常使用及運作，也可以自行觀察儀器的狀況。譬如：生命徵象監測儀，是否有指數出現？氧氣瓶的指針，是否有顯示容量等等。

由最熟悉病情的家屬陪同，攜帶病人病史、常用藥品等

除了轉診單，由主要照顧者及最熟悉病情的家屬陪同前往，可以隨時補充說明病情，方便轉入的醫院做出最適當治療外，如果病人於緊急就醫前，已有長期服用的藥物，也可以一併帶至醫院提供醫師參考。

如果說一般轉診，需要的是仔細的詢問和周全的準備，那麼緊急轉診，最需要的就是冷靜的信心，一方面要對醫師有信心，另一方面又需要冷靜地面對混亂的狀況，並且注意轉診的每一個環節，許多不必要的意外，也可以藉此避免。

　　若不幸於轉診過程中，發生醫師或醫院未妥善聯絡後續接手醫院，或未完整提供病歷資料、救護車設備不敷使用等狀況，一定要勇於向醫院所在縣市的衛生局申訴，要求縣市衛生局詳細調查、依照醫療法規給予懲罰，讓醫療診所能夠知所警惕、積極改善。

CARE 小叮嚀

　　在 2005 年，台北市發生了震驚全國的邱小妹妹事件，暴露出了台灣緊急醫療、轉診系統仍然漏洞百出，亟需重整和改善。

　　從那時候起，醫改會一直從法規面、政策面切入，並要求衛生署和醫院能夠重視這件事，善盡職責並落實法規，消除民眾心中的恐懼和不安，希望能夠建構更完善的轉診和緊急醫療網體系。

　　同時我們也開始思考，如何教導民眾自保之道，讓民眾在這個醫療網建構和轉型的過渡時期，能夠趨吉避凶，為自己的健康盡一份心

力。所以我們討論出一些緊急轉診的保命要點，希望能夠提供民眾在急迫的就醫狀況下，為自己掌握一線生機。

我們也開始關注救護車、救護人力等問題，期待未來不管是偏遠的鄉鎮，或是喧鬧的都會區，每一個人都能夠擁有基本的緊急醫療協助，我們相信這也是許多醫療人員心中深切的盼望。

避免重複檢查，病歷是絕佳幫手

當須要轉院時，相信很多人心中的疑問是：為什麼明明在前一家醫院作了很多的檢查，到了下一家醫院，還需要重新再作一次呢？

蕾蕾阿嬤，因為年老體衰，毛病越來越多，所以常進進出出醫院療養。

蕾蕾爸爸希望阿嬤能得到更好的照顧，所以想把阿嬤轉到有附設護理之家的醫院，之後如果病況比較穩定，也可以直接轉到護理之家去接受長期照護，不用一直老在家與醫院間來回奔波。蕾蕾爸爸也擔心，醫院感染源多，阿嬤經不起再橫生枝節。

蕾蕾陪著爸爸送阿嬤到新的醫院，新醫院的護理人員和醫師，雖然態度非常親切，但卻一下要阿嬤抽

血、驗尿、一下還得照 X 光片和各種顯像攝影。

　　蒨蒨悄悄的問爸爸：「奇怪了，之前住院的時候，不是每次都有照 X 光？都有抽血檢查嗎？難道不能把前一家醫院的資料拿過來使用嗎？」

　　眼看著年邁的阿嬤，還要承受這些檢查的折騰，蒨蒨和爸爸，實在很於心不忍……

　　類似這樣的狀況，相信是很多人心中的疑問：「為什麼明明在前一家醫院已經做了很多的檢查，換到這家醫院，還需要重新再做一次呢？」

　　畢竟每一種檢查，還是會有一定程度的風險，例如：照 X 光，會有放射線接觸的問題；施打顯影劑的檢查，會有過敏疑慮，如果可以減少檢查的次數，當然還是盡量避免為宜。

　　那麼為什麼現在只要轉換醫院，常常需要重新再來檢查一次呢？可能的原因包括了：

各自為政的病歷系統

如果病人沒有自行申請病歷，帶往後續接手的醫院，醫師是無法獲得相關病歷資料的。目前雖然有部分的醫院，架設有電子病歷的系統，但僅供各醫療院所內部或不同院區、分院間彼此使用，並沒有對外分享。

所以如果病人或家屬，沒有申請之前的病歷，並且攜帶到後續接手的醫院，醫師在沒有東西可以判讀的狀況下，只好重新再作一次檢驗。

不信任下的重複檢查

許多醫院因為擔心先前的檢查有所偏誤，而影響後續的治療成果，所以才會決定要自己重做檢查，以確保治療過程的正確性。

雖然因為醫院不信任，所以需要重新再做檢查的狀況無法避免，但我們還是可以在事前詢問醫師，是否願意接受前一家醫院的檢查報告、檢驗數據、和影像病歷等資料？如果

醫師評估認為可以參考，就可以依循先前申請病歷複印的模式，把相關的資料申請出來，提供給後續接手的醫師參考。

 CARE 小叮嚀

　　重複用藥、重複檢查，一直是各界關注的重要議題，一方面擔心國人的身體因此受到損害，另一方面當然也擔心長期這樣下去，會是健保財務吃緊的一大隱憂。

　　重複檢查的部分，除了從醫院端制定相關的指標，以達到改善的目標外，醫改會也希望透過病歷的流通，能夠減少重複檢查的狀況出現。為了自己的健康，為了健保資源的永續經營，請大家一起以促進病歷流通，來減少重複檢查發生的機會。

病歷、病歷摘要、診斷證明書，大不同

　　不管是「病歷」、「病歷摘要」還是「診斷證明書」，都是和我們身體健康相關的文件，要好好地認識區分一下，以後要使用到的時候，才不會搞不清楚到底要申請哪一個？

　　阿元媽媽因為車禍受傷住院，要申請意外險和住院保險的給付。

　　保險公司人員跟阿元說：「要申請診斷證明書和病歷。」

　　阿元問了病房的書記小姐，她回問：「你是要病歷摘要？還是要病歷啊？要先搞清楚喔！一般申請保險，好像是要病歷摘要或診斷證明耶，你先弄清楚之後，再去跟住院醫師申請啦！」

　　阿元心想：「奇怪了，病歷和病歷摘要，還有診斷

證明書，到底是哪裡不一樣，誰哪知道有什麼差別呀？」

突然冒出一個「病歷摘要」和「診斷證明書」來，是不是也讓大家被搞糊塗了呢？其實不管是病歷、病歷摘要還是診斷證明書，都是和我們身體健康相關的文件，就讓我們好好地認識一下它們，以後要使用到的時候，才不會搞不清楚到底要申請哪一個。

最完整的就醫紀錄，「病歷」

病歷，裡面包含了我們在門診和住院時，所有醫療人員的相關紀錄，也是最詳細的健康紀錄，相信大家從前面的說明中，已經非常了解病歷，這個每個人健康的好朋友了，在此就不多加贅言。

醫師可以初步了解病人病況的「病歷摘要」

病歷摘要，和病歷是完全不一樣的東西！

　　如果說病歷是醫事人員在看診的當下，根據病人當時的身體狀況，所做的評估和紀錄；那麼病歷摘要，就是醫師在經歷了病人整個治療的過程、概括性瀏覽了整本病歷資料後，對於病人的病情，所做的一個整體的評估和說明。

　　其中包含病人初診時的自己描述的狀況、醫師所下的初步診斷、做過的相關檢查和評估結果、治療計畫、以及目前病人的身體狀況等資料。透過病歷摘要，其他的醫師都可以大致地了解病人病況，以做出會診的建議，或是轉診後的治療計畫。

　　不過病歷摘要，畢竟是醫師對於病人整體病情狀況的一個統整，如果想要了解詳細的疾病狀況、檢查結果、以及治療的過程，還是需要申請「病歷」比較完整。

　　因為病歷摘要通常張數不多，所以收費約在 100–200 元之間，可以上各縣市衛生局網頁查詢收費標準，就可以知道合理的收費範圍。

證明確實罹患某種疾病時，用「診斷證明書」

　　診斷證明書，和「病歷」、「病歷摘要」不太一樣。

　　診斷證明書的功能和目的，是當我們因為請假、保險、訴訟、申請相關補助時，需要向他人證明，經由醫師的評估，我們確實罹患相關疾病，或是受到身體健康受到某些損害，所以有符合上述申請資格。

　　診斷證明書目前有不同的種類，譬如：就診證明、乙種診斷證明、甲種診斷證明、死亡證明，另外還有配合政府政策、協助評估、開立的身心障礙評估證明、重大傷病證明等等，大家可以依照自己的需要，向就診的醫療院所申請。

申請診斷證明書時，留意事項

※ 須蓋有醫院的關防，也就是俗稱的大章，才算是有
　　效力的文件。

※ 收費的部分，通常會分為第一次請領的「正本」，以
　　及第二次以後請領的「副本」兩種。收費金額約在
　　50–300元間不等，詳細的收費標準，一樣可以上各
　　縣市衛生局網頁查詢。

　　不管是「病歷」、「病歷摘要」或是「診斷證明書」，都有各自的功用，了解之後，可以避免申請時的白跑一趟、白花

一次冤枉錢，可以按照自己的需要，申請合適的文件來使用。

CARE 小叮嚀

　　醫改會在提供民眾醫療糾紛諮詢服務的過程中，發現很多人，常常搞不清楚病歷、病歷摘要、診斷證明書，有什麼不同？

　　如果申請到不對的文件，民眾往往就需要再跑一趟，要處理的事情，往往也會受到延誤。搞清楚這些醫療文件的不同，對於我們未來處理保險、申請補助等相關事項，是大有幫助的。

　　如果大家想要了解自己常去的醫院診所的病歷、病歷摘要、診斷證明書等，要如何申請？可以先行去電醫院診所的「批價掛號櫃台」詢問。若是希望了解自己的病歷、病歷摘要和診斷證明書收費標準，也可以至該縣市的衛生局網站查詢，或是直接去電衛生局詢問。

病歷不是一堆廢紙

　　病歷資料不同於一般的文書資料，是醫事人員對於當下病人健康狀況的一些紀錄，有時間點上的限制。

　　即便是現行的紙本病歷，醫事人員如果因為筆誤需要修改，也需要塗掉後加註自己的簽名和修改日期，以示負責。

　　阿豐的爸爸住院期間突然血糖飆高、身體不自覺地抽動，護理人員急忙請醫師過來，等到醫師趕到，阿豐爸已經昏迷了，急救之後，還是回天乏術⋯⋯

　　阿豐懷疑醫院或是醫師有疏失，趕緊申請複印病歷，但拿到手一看，發現除了少數的護理紀錄，全部都是密密麻麻的英文，真的是有看沒有懂！

　　阿豐不曉得應該怎麼辦才好？難道花了錢，複印回來的病歷，只是一堆叫人看不懂、幫不了忙的廢紙

嗎？病歷不是應該也要讓病人或家屬知道病情的來龍
去脈嗎？

「紙本」病歷與「電子」病歷

　　很多人心裡會有些納悶：現在我們到醫院或診所去看
診，發現很多醫師，都是直接在電腦上操作開藥、寫診斷、
治療計畫等動作。既然如此，電腦檔案存一存就好了，以後
還可以隨時調出來使用，既方便又節省空間，為什麼還需要
紙本的病歷呢？

　　因為病歷資料，不同於一般的文書資料，是醫事人員對
於當下病人健康狀況的一些紀錄，有「時間點上」的限制。
現行的紙本病歷，醫事人員如果因為筆誤需要修改，也須要
在塗掉後，加註自己的簽名和修改日期，以示負責。如果能
夠任意更動或是修改，不但會影響病歷的可信度，甚至造成
後續的醫療糾紛。

　　所以如果病歷真的要電子化處理，首先必須要先顧及電
子資料傳輸的安全性，以及病人隱私的維護，需要有適當的
軟硬體設備相互支應，接著再來考慮如何運用電子簽章等技

術，使電子病歷資料無法任意修改，達到和紙本病歷一樣的可信度。

　　目前衛生署和許多的醫院，正在試辦電子病歷的相關計畫，未來如果確定正式上路，如何申請複印？甚至是可以直接在線上閱讀，勢必需要再制定相關的法規，來保障民眾和醫院雙方的權益。

怎麼解讀病歷

　　從醫學院學生接受醫學教育開始，教科書上或者是醫學院老師們使用的語言，大多是英文。所以雖然醫療法規並沒有規定病歷一定要用什麼語言書寫，目前大部分的醫生，還是習慣使用英文書寫病歷，甚至是和醫事人員討論病情時，也是習慣使用英文。

　　醫療專業原本就相當艱澀難懂，如果又用英文書寫，一般民眾當然更難看得懂。可惜的是目前國內並沒有專門替病家提供病歷解讀服務的機構，加上醫師多以英文書寫，民眾的確較難理解病歷內容。

　　醫改會建議幾種方式，給大家參考：

一、可先參考中文書寫的護理紀錄的內容，護理人員大
　　多於早上 8 點、下午 4 點、和晚上 12 點會交班，
　　每一班的護理人員都會有完整的護理紀錄。
　　因為護理紀錄多以中文方式呈現，可以先針對我們
　　希望了解的醫療過程，察看當時段之護理紀錄，看
　　看是否有不合理的地方，如：生命徵象有變化，但
　　並沒有作適當的處理。

二、按照醫療法的規定，可以直接先向醫院申請中文病
　　歷摘要，醫院必須要在在三個工作天內提供。中文
　　病歷摘要，將有助於我們了解病人的就醫療程相關
　　資訊。

三、最了解醫療用語和醫療英文的人，當然就是醫療專
　　業人員了；所以我們可以私下請託熟識的醫護人
　　員，幫忙看看病歷內容，給予醫學專業意見。

四、醫療專業有非常多的教科書、或是專業書籍可以參
　　考，也可試著到醫學院圖書館、書局查詢醫學書
　　籍、期刊等，或上網查詢相關的疾病資訊。

五、如果發生嚴重的醫療爭議事件，透過院內協商、衛
　　生局調處，仍無法達成和解，最後是否進入司法程

序？可請求法院或檢察署，將病歷資料送請衛生署的「醫審會」、法醫中心、法醫研究所或醫學中心等單位鑑定、解讀。

病歷是每一個人重要的健康紀錄，雖然沒有一直保存在我們身邊，但認識它，並且學會在適當的時候使用它，對促進我們管理健康的能力，絕對是有增無損的。

CARE 小叮嚀

病歷究竟要用什麼樣的語文記載？

長久以來，一直是大家爭議的話題，中文好？還是英文好？電子好？還是紙本好？也都還沒有一個定論。病歷對大家來說，是一個感覺很遙遠，其實與健康密不可分的議題。

醫改會衷心期待，大家可以與我們一同繼續留意相關的資訊，希望台灣醫療院所，對於民眾取得病歷的相關法規，能越來越友善、越來親民。

第三章

手術的三思八問

手術同意書≠麻醉同意書

指定醫生
名醫≠良醫

醫師個人≠醫療團隊

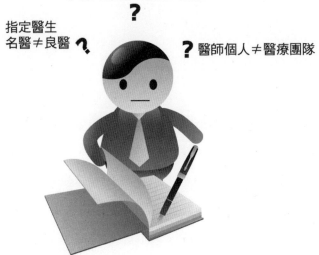

會不會白挨一刀

　　大部分人生病的時候，都希望越快痊癒越好，治療過程越簡單越好。

　　但是如果醫師說：「要開刀！」，當下難免會猶豫、害怕又無措。事實上，只要不是緊急手術，都還有時間多瞭解，包括手術的各種治療選項，再決定是否要動手術。

　　小喬爸爸因為痔瘡不舒服，前往住家附近的醫院去看診，之前聽同事說，處理痔瘡問題不大，可以用搽藥的方式就可以解決了，所以喬爸原本以為：「應該不會太嚴重。」

　　沒想到喬爸回家之後，一臉擔心地說：「這個醫師說我要開刀，而且還得要自費花個萬把塊錢……」

　　喬媽覺得很奇怪：「為什麼馬上就說要開刀？難道

都沒有更好的治療方法了嗎？」

「你不是都有在繳健保費嗎？為什麼要自費？要不要換家醫院？聽聽別的醫生怎麼說？」奶奶嘆口氣：「開刀動手術，不是鬧著玩的，我們能去問問誰才好？可是又不曉得應該從何問起……」

在醫療行為中，相較於吃藥、復健、持續追蹤檢查等治療方式，「手術」往往給我們一種比較嚴重、復原比較緩慢、治療會很辛苦的感覺。如何在手術前、手術中、手術後了解自己的醫療權益，和醫師相互配合，以達到最合適的治療過程，很多人往往都只是一知半解。

一般手術和緊急手術大不同

不過簡單的「手術」兩字，其實裡面隱藏了很多的玄機，因著類型的不同，術前的告知同意和手術同意書的簽署也會大不相同，以下就先讓我們來了解一下手術的兩大類型：

一般手術

包含因為疾病所需要的治療性手術，如：手部長了小小的脂肪瘤需要切除、小朋友切除包皮的手術、罹患癌症切除部分器官、組織的手術等等。

另外還有非必要性的手術，如：整型手術等等。一般手術較沒有急迫性，有充足的時間可以和醫師妥善的溝通和詢問，並可以諮詢多位醫師的意見；和主刀醫師諮詢和溝通後，術前需要簽署手術同意書，以保障醫病雙方權益。

緊急手術

相較於一般手術，緊急手術通常指的是狀況非常緊急，需要立即動手術以挽救生命，或是避免病情惡化的情形。如：發生車禍導致大出血或腦傷的手術、嚴重的外傷引發的感染現象等。

因為狀況緊急，加上許多時候病人送到醫院時都已經失去意識，家屬可能都不在旁邊，所以醫師沒有辦法妥善地告知手術風險，為了挽救病人的生命，只好先行開刀，待術後再來做手術過程和醫療計畫的相關說明。

關於一般手術，應該如何在術前獲得相關的資訊，我們將會於後面作詳細的說明，針對緊急手術的部分，若病人尚有意識，或是有家屬陪伴的狀況，大家仍可詢問醫師或護理人員關於手術的急迫性、以及大致上開刀的範圍、開刀的方式以及可能會有的風險，讓病人和家屬可以有心理準備面對接下來可能發生的狀況。

如果病人意識不清、家屬又沒有陪伴在旁邊，我們也可以在術後詢問醫師，對於當初緊急手術的評估和考量點、了解手術的急迫性、以及術後病人的恢復狀況等資訊，以幫助我們可以更快進入狀況，度過後續復原和治療的過程。

要不要動這個手術，問清楚講明白

不論是問診、開藥、治療、或手術，當醫師在施行醫療處置的時候，似乎已經得到病人默許性的同意。但是當病人對於這些醫療行為的過程、效果和可能的風險，都一無所知的時候，這個「同意」本身就失去了意義。

台灣的手術前告知、與手術決定，隱藏眾多弊端

針對一般手術的狀況，每一種手術的適用情形，幾乎都

有專業指引可以遵循。照理來說，醫師應該以通俗易懂的辭彙、溫和的態度說明，充分告知病情、治療的選項、手術、以及麻醉風險等，避免誇大、威嚇性的言語，將這些資訊有效傳達給病人了解，並取得同意後，才進行接下來的醫療行為。

遺憾的是，大家實際經驗，部分醫師因工作負荷量過大，看診時間通常是短短幾分鐘，病人椅子都還沒坐好，就結束了。醫師或可能沒有養成良好的看診習慣，溝通技巧不得要領，可能說得太簡略，未能尊重病人的醫療自主權，就逕自為病人決定動手術。不然就是給病人幾份衛教單張回家看，無奈衛教單張雖是中文，專業術語不少，多數病人是有看沒有懂，也不知該如何發問。

而病人基於恐懼和資訊不足，又沒有想到要多諮詢幾位醫師的意見，最後只能不得已的「同意」接受手術，承擔所有未知的風險和後遺症。

有時病人事後才發現「原來可以不用手術動刀」，或是動刀不盡然能解決原有的病痛，甚至還帶來嚴重的後遺症。醫師多以「醫療都帶有各種必然風險」的專業來解套，要病人對“自己的選擇”負責。此時，病人心裡的痛，實在比身

體所承受的傷痛更令人難以承受。

手術前：三思而後行，八問而後動

其實除了情況過於緊急，迫於搶救，來不及說明和詢問，醫師都有義務要充分告知病人和其家屬：「將接受怎樣的療程、預後會如何…」。而且，不管是對病患或家屬，醫師的口頭詳盡說明、回答問題，也比一疊疊厚厚的書面資料都更重要，更比照本宣科的講完所有病情、禁忌和風險，更有幫助。

作為病人或家屬的，在作任何決定之前，應該要與醫師充分溝通，將心中所有的疑問，誠懇地、打破砂鍋地問清楚，為自己把個關。要是不知道該問什麼？或不清楚醫師該說明什麼？開刀動手術不是經常碰到的事，一旦碰到，跟著下文提供的「三思、八問」一步步地問，會得到實問實答的幫助。

三思、八問

一思：要不要動這個手術？

一問：為什麼需要動手術？

※ 可以減輕或避免現在的症狀嗎？

※ 動這次手術可以治好我的病嗎？

※ 可以減少問題症狀或改善某些身體功能嗎？

※ 在什麼樣的情況下我「不能做」這項手術？

※ 接受手術的好處是什麼？這個好處可以延續多久？

二問：如果不動手術會怎樣？

※ 會有立即的危險嗎？

※ 狀況會更糟嗎？

※ 問題有可能自然消失嗎？

三問：有沒有其他的治療選擇？

※ 除了手術之外還有其他的治療方式嗎？這些方式對
　　我來說，各有哪些優缺點？

※ 如果有其他的治療方式，為什麼選擇手術而不是選
　　擇其他方式？選擇開刀是否符合醫療臨床準則？

※ 能否再觀察一段時間後，再決定要不要動手術？

二思：是什麼樣的手術？

四問：需要哪一種類型的手術？有哪些可能的併發症？

※ 這個手術通常是用在哪一種情況下？治療哪種病
　症？

※ 手術的流程大概是怎麼樣？

※ 動手術的部位是哪裡？範圍多大？對身體功能會有
　什麼影響？

※ 接受這個手術的併發症是什麼？發生機率有多高？

※ 萬一發生這些併發症時，是不是容易處理？醫師做
　了哪些準備以應付萬一的狀況？

五問：需要哪一種類型的麻醉？有沒有專業的麻醉醫師
　　　全程照護？

※ 是要局部（腰椎）麻醉還是全身麻醉？為什麼要採
　取這種類型的麻醉？

※ 有沒有專業的麻醉醫師全程照護？麻醉有什麼副作
　用嗎？

※ 對於麻醉可能發生的風險，醫師做了哪些準備以應

付萬一的狀況？

※ 是不是已經將病人曾經發生過的過敏反應和用藥情形（含中藥材、健康食品的使用）告知麻醉醫生？

六問：哪位執行手術？技術如何？

※ 為病人動手術的是哪一位醫師？

※ 對這個手術，醫師過去的經驗怎麼樣？

※ 醫院的照顧及設備怎麼樣？

三思：手術之後會怎麼樣？
七問：手術後多久才可以回復正常的作息？

※ 手術是不是屬於門診手術？

※ 如果不是，需要提前多久到醫院？需要住在醫院多久？

※ 動完手術後，會有怎樣的感覺？

※ 頭幾天、幾週內、和數月後可以恢復到什麼程度？

※ 何時可以回復正常的作息並開始工作？

※ 回家之後需要哪些補給品、設備和任何其他的協助嗎？

八問：對於這個手術還有哪些疑問？

※ 是不是已經向主治和執刀醫師，明確表達絕對不接
　 受的治療方式？

有些手術是不作會危及性命的，有些手術是需要視疾病
嚴重程度、病人身體狀況而定的，這些都要透過良好的溝
通，讓醫師以他的專業，協助我們做一個最好的決定。

如果是重大、罕見的手術，或是透過上述問題的抽絲剝
繭之後，還是難以權衡手術的效果，或對手術的風險、後遺
症有疑慮，以致於拿不定主意，也不要灰心。建議可以將病
歷或檢驗報告複本申請出來，多方諮詢其他醫師的意見，還
是可以歸納出一個最令人安心的決定。

 CARE 小叮嚀

在醫改會提供醫療爭議處理諮詢的經驗
中，手術衍生而來的醫療糾紛，一直是最大宗
的諮詢案件。

　　除了手術部位錯誤外，還有術後結果不如預期，或是術後產生醫療傷害；也有民眾被鼓吹使用「新技術」、「新儀器」開刀，術後受傷或效果不彰，才發現技術未經證實、儀器不合格，自己好像醫師「練刀的經驗值」。

　　憾事發生後，醫病雙方往往會落入「該項手術是否是必要的醫療行為？」，或「傷害究竟是醫療疏失？還是醫療風險？」的爭論中。因此如何在術前了解相關資訊，評估風險得失，以選擇合適的手術或治療，是與手術流程確認、術後照護，同等重要的。

　　為了解決這樣的困境，除了應落實告知後同意的精神，醫改會特地諮詢了多位外科醫師，製作了「手術前三思八問」的摺頁，期盼讓民眾能夠了解自己應該獲得哪些重要的資訊，更知道在看診前應該問哪些問題、怎麼問醫師問題，以協助民眾能夠獲得更多的醫療資訊，以作出更適切的醫療決策。

　　很多人或許心中會有所疑問：這麼複雜的

問題，醫師真的會願意回答嗎？

　　但就在摺頁問世後沒多久，我們就接到一位伯伯的來電，表示他原本要去開一個肝臟的手術，但因為閱讀了有關三思八問的相關資訊後，他按圖索驥一個一個問題地請教醫師，醫師竟然很有耐心的實問實答，且最後雙方得到共識，目前不需要手術，只要藥物治療控制就可以了。

　　這位伯伯非常高興地告訴我們這個好消息，從此以後也成為了我們的定期贊助人，這個真實發生的故事帶給我們莫大的鼓舞，也讓我們更有信心地告訴大家說：三思八問是一個可行的方式，只要你願意嘗試，一定可以多了解自己的疾病並作出一個好的醫療決策。

　　讓我們勇敢地踏出第一步，學習好好地跟醫師溝通、好好地了解自己的健康狀況；除此之外，不論是醫療院所、醫師、儀器技術，我們也建議大家善用網路資源，多做功課，為自己的手術必須與否的決定把關！

查詢醫療院所資格：

衛生署醫事機構開業登記資料

www.doh.gov.tw/DOHS/

查詢醫師專科資格：

衛生署醫事人員執業資料

www.doh.gov.tw/Medical_Personnel/

查詢是否為合格儀器或藥材：

衛生署網站

licnquery.fda.gov.tw/DO8180.asp

落實手術同意書

　　<u>醫療法第 63 條</u>明文規定：手術前，醫師一定要向病人或法定代理人、配偶、親屬或關係人說明手術原因、手術成功率、可能發生的併發症及危險性。

　　經過同意，病人和醫師都要簽署「手術同意書」和「麻醉同意書」，才能動手術開刀。

　　阿源小女兒因為上學途中顧著和同學玩耍，不小心在人行道上跌了一大跤，結果手臂骨折，被送到醫院的急診室，阿源放下工作急急忙忙趕過去，醫師說：「先住院，明天早上再排開刀。」

　　結果一整天下來，只有實習醫生來抽血打針做檢查，也沒有主治醫師前來解釋手術的過程。到了隔天早上，阿源陪著女兒下去開刀房，才有一個護士小姐，

匆匆忙忙拿著一張空白的手術同意書，請阿源趕快簽一簽要準備麻醉開刀了。

　　阿源邊簽邊看上面的內容，實在很想要問：「不知道開刀的醫師是誰？怎麼沒來說明手術可能有的風險？小孩麻醉會不會有什麼副作用？開這個刀到底是大手術還是小手術啊？怎麼醫護人員都看起來無所謂的樣子？」

　　儘管有滿腹的疑問，但阿源又擔心不簽名，女兒沒辦法開刀，問太多，會惹得醫護人員不高興，整個處在一種尷尬又憂心忡忡的狀態中……

　　好不容易開完刀，小女兒也回家休養，阿源跟鄰居聊起這件事，才發現人家是開刀前一天就拿到手術同意書，而且醫師還有親自來病房解說……阿源捏了一把冷汗，想說還好女兒福大命大、沒出什麼大事，不過一樣都是開刀，怎麼會程序差這麼多？

　　為了讓每個人在面臨手術抉擇的時候，都有充足的訊息可以形成判斷，除了醫病之間須進行詳細的口頭討論之外，手術同意書，對於促進溝通也是非常重要的。

醫改會在 2003 年提出新版手術同意書，促使衛生署改革 17 年來從未修改的手術同意書；2003 下半年衛生署即公告新版手術同意書，並規定：於 2004 年 1 月 1 日起全面實施，內容包括手術說明書、醫師聲明、病人聲明三個部分。

新版手術同意書強化部分包括：

一、一式兩份，並分別留存於病歷中和交付病人或家屬：

　　手術前須簽署手術同意書及麻醉同意書，雙方簽署後，醫院和病家各留一份，醫院的這一份通常會留存在病歷中。

　　目的在於為了確保醫療資訊的公開，讓病人存留個人健康紀錄；而且日後如果有醫療爭議，有助於釐清問題。

二、加列醫病聲明：

醫師須對病人清楚說明手術相關事宜，並紀錄病人所提的問題和回答，再親自簽名，確認已充分告知。病人必須詳細聆聽醫師說明，並簽名確認已經充分瞭解。病家可以特別詢問是由哪一位醫師開刀，如果是由住院醫師開刀，主治醫師與住院醫師，都應該要在手術同意書上簽名。

三、為了確保醫病雙方已做好術前溝通，簽署前供病家適當的審閱期：

手術同意書擬妥後，可依病家需求提供適當的審閱期，讓病家取回詳細閱讀。如此一來，病人和家屬有時間諮詢其他醫師的意見、思考手術必要性、以及做好術後生活的準備。

手術同意書的重點資訊

手術同意書的重要功能，就是說明手術的理由、方式、

效果、併發症和風險，以及其他替代方案。

　　讀到這邊，大家應該有發現手術同意書的內容，類似於三思八問，內容雖有些重複，但是請耐心閱讀、仔細考慮，對於自己或家人的健康一定能多幾分保障，和醫師的溝通討論也能更切重要點、更加順利。

　　更重要的是，一定不要閉著眼睛、什麼都沒有細看就簽下同意書。我們以婦女常見的子宮肌瘤為例，來說明這些關鍵資訊的重要性：

※ 手術的適應症和必要性

＜案例＞

　　　陳太太在例行的身體檢查時，發現有子宮肌瘤，大小約有 5 公分。謹慎的陳太太連忙到大醫院求診，醫生建議要開刀切除。

　　　雖然陳太太覺得肌瘤既不痛、也沒有別的症狀造成她日常生活的困擾，幹嘛要白挨一刀？但是心裡又想，醫生是專家都這麼說了，那就開刀吧。

＜重點＞

　　　手術同意書寫清楚手術適應症、和必要性，病

人在動手術之前，就能知道自己是否符合動手術的
標準，是不是真的需要進行手術。

※ 手術的方式和範圍

＜案例＞

方小姐因為患子宮肌瘤到某大醫院求診，醫生
建議動手術切除腫瘤，乍聽身體長瘤的方小姐，在
驚慌失措之下，簽下手術同意書。

手術過後，方小姐才知道手術切除的不只是腫
瘤而已，包括子宮、子宮頸、卵巢都已全數切除，
她日後再也不能生育，傷心憤怒的方小姐揚言要控
告醫師。

＜重點＞

手術同意書具體寫出手術方式和範圍，病人在
動手術之前，就能清楚知道自己身體未來的變化，
而不是到事後才驚覺自己失去其他器官、或是喪失
部分功能。

※ 手術的好處與壞處

＜案例＞

　　阿莉因為長期經痛和經血過多問題，到醫院求診，醫生表示：「若將子宮切除，就能夠一勞永逸解決問題。」

　　阿莉以為動完手術，就可以從此擺脫苦惱，事後卻發現手術帶來的併發症和副作用，遠比當初經痛的問題還要來得麻煩與困擾。

＜重點＞

　　手術同意書逐條列出手術的好處和壞處，例如成功率、死亡率、後遺症……等，病人在動手術之前，就能清楚權衡自己真正的需要，避免病人為了解決一個問題，卻為自己帶來更大的問題。

※ 手術可能的併發症和機率

＜案例＞

　　李太太長期經痛和經血過多，加上不需要再生育，便接受醫生建議切除子宮。開刀之前，李先生有點擔心，特地去問醫生：「手術會不會有什麼危險？」

醫生只說：「這是很單純的手術，沒什麼併發症或危險，手術後兩、三天就可以出院了，放心、沒事的。」

沒想到手術過程出狀況，李太太竟然過世了。李先生這才知道，手術並不如醫師所說的那麼安全。

<重點>

手術同意書清楚寫出手術可能的併發症和機率，病人就能夠預期手術帶來的併發症或危險，而不會被各種突發狀況嚇得手足無措。

※ 其他可能的治療方式

<案例>

年屆更年期的吳女士經醫生檢查，發現子宮肌瘤大小已超過 5 公分。

醫生說：「較大的肌瘤惡性機率會較高一些，建議開刀切除子宮，一勞永逸。」

吳女士聽了相當害怕，馬上決定開刀。後來看報紙才知道，更年期的女性因為缺乏荷爾蒙的刺

激，肌瘤可能會逐漸萎縮，也可以用藥物治療。
無奈這些資訊來得太晚，吳女士還以為只能夠開刀
治療，子宮，就這麼沒了。

＜重點＞

　　手術同意書具體列出其他可能的治療方式，醫
師也充分說明不治療的結果，病人就能對自己的病
情，有充分了解，擁有更多的選擇，不一定要挨這
一刀。

※ 手術的預後狀況

＜案例＞

　　從事小吃店的阿美，因為每次經痛和貧血，嚴
重影響工作和日常生活，醫生建議開刀切除子宮，
手術也順利完成。

　　阿美為了維持生計，剛出院就開始幫忙搬東
西，沒幾天肚子忽然劇痛，才發現傷口破裂。趕到
醫院急診，醫生大聲斥責她：「為什麼才剛動完手
術，就去搬重物？不知道可能會導致傷口撕裂開
嗎？」

　　阿美一臉茫然，心想：「我以為能出院病就好了，醫護人員怎麼都沒人告訴我啊？」

＜重點＞

　　手術同意書寫清楚手術後需要的恢復時間、恢復期間和恢復後的注意事項，病人就能夠知道該如何調整生活作息，才能順利復原。

　　這些重要資訊，除了可以在一份好的手術同意書中找到之外，有的醫院，會把常見手術的相關資料，放在服務台或網站，也有一些書籍將各科手術說明書作成彙編，可以供人參考。有的醫院考慮到一些年邁或閱讀困難的病人，為了增進他們對手術相關訊息的理解，還會製作影片，從術前開始禁食的時間、手術的部位、術後身上的管路……等，加上醫護人員在旁輔助說明、回答問題，病人焦慮不安的心情也可以緩和許多。

　　不過無論資訊傳達的方式為何，都是為了要落實「告知同意」的精神。完整的術前告知，加上詳實的文字紀錄，才能促進真正的告知同意，保障病患與醫師雙方的權益。

動錯手術

　　某醫學中心發生開錯刀烏龍，誤將右腳開成左腳，使病人平白無故多挨一次刀、醫師蒙受社會輿論壓力外，更讓民眾暗自擔心，會不會一不小心，自己就成了下一樁烏龍事件的受害者。

　　各項手術的標準作業流程，醫療院所應確實遵守執行，落實病人身份、手術部位的術前確認工作。衛生主管也應該督促醫療院所，積極通報不良的醫療事件，並規劃提升醫療品質的相關對策。

　　世界衛生組織 2008 年第一版手術安全檢查表，針對下列五個環節，進行核對並要求醫護人員簽名負責：

　　一、病人離開病房、急診或加護病房前。

　　二、病人抵達手術室等後區時。

　　三、麻醉前。

　　四、劃刀前。

　　五、送離手術室前。

　　重複確認的重點包括：

1、在送離病房和抵達等候區的時候，都要確認病人身分。手術及麻醉同意書已簽署，並依據手術及麻醉同意書，向病人與家屬確認手術部位劃記、手術名稱。

2、麻醉前要確認安全評估內容、病人過敏史、需要的儀器設備運作正常。

3、劃刀前，手術團隊成員確認彼此身分，再次確認病人身分、手術名稱、手術部位、手術時間等。

4、送離手術室前，重新確認手術紀錄、使用的紗布和器械數量正確，沒有留在病人體內、術後恢復和照護的注意事項等。

若這五個環節中有一個出錯，難免就會有開錯邊，開錯病人的事件。

我們能夠理解醫療人員也是人，難免會有不小心疏忽的時候，所以才需要層層的把關、一而再再而三的確認。如果確切地落實上述的核對步驟，開錯邊、開錯病人的狀況將會減少許多。

除此之外，我們自己也可以擔任醫療行為的守門員，在接受治療、手術前，謹慎地和醫護人員做最後溝通，並確認

手術流程和部位。如果我們可以對預防手術錯誤的作業流程，有多一點了解，就能夠在可能出錯的關鍵點，協助提醒醫療人員注意，將錯誤發生的機率降到最低，對我們的健康將會多一分保障。

導致這類烏龍事件的主要原因包括：

1、手術成員、病人及家屬之間溝通不良。

2、沒有確實要求手術部位的劃記。

3、沒有確實規範手術部位確認的程序。

4、沒有手術程序更改的標準作業流程。

5、病任的術前評估不完全

手術同意書 ≠ 麻醉同意書

很多人都誤以為，只要簽手術同意書就好，有關麻醉的事情都包括在裡面，其實這是錯誤的觀念！

手術同意書和麻醉同意書，是分開的兩份文件，而且內容不同、風險和後遺症不同，有些手術是由開刀醫師自行麻醉並簽署同意書，有些手術則是由麻醉專科醫師來執行麻

醉、簽署同意書，所以手術同意書和麻醉同意書，也可能是不同醫師的簽名。這些都是攸關我們手術成功與否的重要資訊，千萬要睜大眼睛，看詳細、問清楚，才能簽名。

　　麻醉是一門攸關手術成敗的專業，麻醉的劑量和程序，要拿捏得當，才能讓病人平安度過手術，順利甦醒恢復。如果麻醉得不夠，會造成病人手術中的危險與恐懼；要是麻醉得過頭，或是發生嚴重的麻醉過敏，可能一命嗚呼，或變成植物人。

　　如果確實的進行麻醉前評估，這些危險的狀況，有些都是可以避免的。麻醉團隊包括執行麻醉的麻醉科醫師和照顧病人的麻醉護士。

　　麻醉科醫師的工作包括：

1、術前評估並向病患說明麻醉過程的風險。

2、手術中執行麻醉並監看病患的血壓、與生命跡象等
　　工作。

3、恢復室監測與照護，直到病患清醒為止。

　　麻醉護士工作包括：

1、協助準備藥物材料、準備病人連接監視設備。

2、觀察術中病人變化、填寫紀錄。

3、恢復室照顧、病房追蹤。

　　不管是局部或全身麻醉，和任何醫療行為一樣，麻醉本身也是有風險的，根據每個人身體健康的狀況，可以依危險性高低分為五個等級。麻醉風險評估時，越詳實回答醫師的問題，越可以幫助醫師準確評估風險，並選擇適合的麻醉方式，增加麻醉的安全性。

　　麻醉重要的問題包括：

1、生活習慣，例如抽煙、喝酒等嗜好。

2、藥物過敏的經驗。

3、疾病史，例如高血壓、心絞痛、氣喘、中風。

4、過去的麻醉經驗，是否發生過敏反應、噁心或
　　嘔吐現象。

5、目前服用的藥物。

　　麻醉科醫師除了核對病歷、口頭詢問之外，也可能做一

些檢驗，來輔助風險的評估。評估後，並針對麻醉風險、危險等級、麻醉流程、麻醉後的恢復情形與因應措施，一一說明，讓病人和家屬對手術做好心理準備。如果麻醉科醫師評估後，認為開刀的風險過高，手術也可能延後或取消。

這些評估與說明的過程，有些是在住院之後，由麻醉醫師到病房來進行評估，有些醫院則設有麻醉諮詢門診或術前門診，確定要手術後，再由醫院安排到門診進行評估。理想上，在開刀當天，麻醉科醫師還會再到病房訪視，確認病人當天的狀況，並再次提供諮詢。

面對面的溝通和評估後，還是要簽具麻醉同意書。麻醉同意書也是一式兩份，內容包括：

一、手術名稱和預計實施的麻醉方式。

二、醫師之聲明。

三、病人之聲明。

由醫院和病人各自留存。進行「麻醉術前評估」時，醫師除了解釋麻醉相關資訊外，也必須在醫師聲明中，將病人提出的疑問和答覆記錄上去。而病人聲明，則是確認已經了解麻醉方式和風險，向醫師提出的問題也都獲得說明。

同意書最後附有麻醉說明書，列舉可能的副作用和併發

症。麻醉同意書也必須由病人和負責麻醉的醫師共同親自簽名，才算完整。

麻醉病人的是誰？

　　按照醫療法規定，只要是醫師都可以執行麻醉；然而健保費用審查注意事項則明文規範，一定要麻醉科醫師執行的「全身麻醉」，才能獲得給付。

　　近年來，醫療院所逐漸以利潤經營為導向，麻醉科卻由於業務特性的關係，無法招攬病人，導致麻醉醫護人員長期不受重視，面臨人力缺乏、報酬不合理的困境。

　　目前中小醫院或診所，往往只聘一位麻醉醫師，有些甚至不願聘請麻醉專科醫師。如果麻醉科醫師休假，或是根本沒有聘請專科醫師，就由手術醫師自行麻醉，或只聘請麻醉護士代班。但是麻醉護理人員，只是由學會進行再教育和專業認證，還沒有像麻醉科醫師一樣，有衛生署的認證、管理和監督。

經營者為減少人事薪資,嚴重低估所需要的麻醉人力,更別說是預留人力和空間,給突發的緊急手術或危急病患。倘若例行手術中,麻醉人員全部上線、甚至人力過度緊繃,一有緊急狀況,可能無法善加處理。

美國、日本等國家,是由一位麻醉醫師負責一項手術,同時有多位助理在旁協助。國內卻由一位麻醉醫師搭配多位麻醉護士,同時兼顧多個手術室的病人,容易過度忙碌與分神。一個在手術房分身乏術的麻醉醫師,很難有餘力專心維護醫療品質,導致國內麻醉風險居高不下。

要求改善麻醉工作環境的聲音,總在麻醉意外曝光後才見報炒作,卻又不了了之。除了檢討麻醉給付規定、加重醫院評鑑人力配置標準等制度面的改革,為自身就醫權益把關,還是得靠我們自己。

決定手術前,可以打電話到衛生局,或是到衛生署網站上,查詢這個醫療院所有沒有麻醉專科醫師?手術前進行麻醉風險評估、簽署麻醉同意書的時候,也可以再次詢問、確認執行麻醉的人員,是否為麻醉科專科醫師?並且仔細核對同意書內容是否相符。社會大眾的要求和重視,是促進醫療體系進步的重要動力和誘因。

複雜拔牙、植牙也有同意書

牙科手術通常都在門診，當天做，當天就回家休息。雖然看似簡單，但是畢竟是侵入性醫療行為，當然會有相關的風險。

撇開遇到糊塗牙醫師，發生拔錯牙、或是不小心撞斷其他牙齒的狀況不說，從媒體的報導中，因拔牙或植牙導致臉部終身知覺麻木、或是嚴重感染，引發敗血症死亡的例子大有人在。由此可見，拔牙、植牙並不如我們想像的全然無害，還是有很多風險，需要我們時時留意。

拔牙和植牙因為需要麻醉，加上會造成傷口，出血的狀況在所難免，因此有高血壓、心臟病等麻醉的高危險群，或是傷口不易癒合的糖尿病患，以及凝血功能有問題的血友病患，都應該在拔牙前和牙醫師好好討論，以瞭解是否適合接受拔牙。

為避免藥物的副作用，影響拔牙後傷口的復原，長期服用藥物的人，也要事先告知醫師，以瞭解是否需要事先停藥作準備？並且問清楚其他不適合接受拔牙治療的狀況。

　　將牙齒拔除的過程中，有可能發生牙齒碎裂，導致牙齒斷片飛散至食道、氣管，甚至是鼻竇、顎骨等地方。如果我們可以在拔牙過程中，留意醫師目前處置的情形，雖然無法完全避免牙齒斷片飛散的狀況發生，但仍可以在發現有異狀時立即告知醫師，及早發現及早處理，避免傷害擴大。

　　治療結束後，原本就會疼痛、酸麻的感覺，一般而言，只要按照醫囑，服用醫師開立的消炎止痛藥物即可。但若在48小時後，腫脹的狀況都沒有改善，還出現出血不止、發高燒、畏寒等狀況，就要回診檢查，必要時牙醫師還要協助轉診到大醫院，接受更進一步的檢查和治療。

　　若有發生酸麻、失去知覺等情形久未改善的狀況，一定要迅速至醫院就診，避免因麻醉、拔牙過程中造成神經損傷，錯過了黃金治療時間。

　　這些常見的醫療傷害，過去常常因為沒簽同意書，也很難釐清牙醫是否有善盡基本的「告知同意」責任，加深醫療爭議事件處理上的困難。為此衛生署已於2010年12月正式規定：「牙科於施行人工植牙，以及因牙齒損傷、複雜性拔牙、牙齒生長不正、而需要施行齒切術的狀況，都需要按照醫療法第63條的規定，簽署手術和麻醉同意書，並善盡告

知同意之責任。」牙科同意書也是一式兩份，大家要記得索取，才能保障自己的權益。

拒絕烏龍同意書

手術同意書，雖然無法確保良好醫病溝通的存在，許多人甚且認為簽署「手術同意書」只是保障醫師權益，這是錯誤的觀念。

簽署手術同意書是保障醫病確實進行溝通的基本要件之一。病人可以確實瞭解為什麼要動手術？確認同意書內容之後才簽名。

一份手術或麻醉同意書，應符合的四大要件：

一、醫師說明很清楚。

二、病人認真瞭解。

三、簽署很確實。

四、一式兩份，醫病各留存一份。

　　對於醫生如何進行告知同意的流程，衛生署也訂有指導原則，根據「醫療機構施行手術及麻醉告知暨取得病人同意指導原則」是：

一、告知應該以病人本人為主，病人也可以指定其他希望被告知的親友，或是不想告知的人。

二、如果病人未成年或意識不清，才可以告知法定代理人。

三、手術應該在簽立同意書後，一個月內進行，為了避免病情變化影響告知內容，如果超過一個月還沒動手術，就應該要重新簽一份同意書。

四、如果簽了同意書之後反悔不想手術，只要在簽好的同意書上面註記，就可以撤銷同意。

五、除了醫師應應讓病人了解病情、手術以及麻醉的相關資訊之外，醫療團隊其他人也應該善盡說明義務，盡可能幫助病人了解各種可能面臨的情況。如果病人有超過專業範疇的問題，也要請手術負責醫師出面解答。

「烏龍同意書」有些什麼特徵

　　大家大致了解手術同意書的簽署，和告知同意的注意事項後，仔細回想一下親友或自己和家人，這些年來的開刀經驗，心中應該有些困惑，為什麼我們簽署手術同意書的經驗，好像跟上面所描述的不太一樣？

　　實際上，在新版手術同意書上路的半年後，透過台灣醫療改革基金會和消費者文教基金會，調查一般民眾使用手術同意書的情況，赫然發現：

※　有 46% 的人，是住院當天才拿到手術同意書；

※　超過 38% 的人，更是拖到手術前，才看到手術同意書，病人或家屬根本沒時間詳細閱讀，就被推進手術室了。

※「建議手術原因」，居然有 20% 的空白率。

※「醫師聲明」中，讓醫師逐條確認應該告知病人事項的勾選欄，有 25% 是完全沒有勾選。

※　病人問題答覆欄，更是離譜，有填寫的只佔 10%。

※　有 30% 以上的民眾，手術前都沒聽過有關「其他治療方式」、「術後的併發症」、「麻醉步驟」、「麻醉風險」、「麻醉後的不適」的解釋。

由此可知，大家所遇到不合理的手術同意書簽署狀況，

並非少數，為了保障自身就醫權益，透過完善的手術同意書簽署過程，以了解手術的風險和注意事項，讓我們大家一起拒絕簽署「烏龍手術同意書」。

這就是「烏龍手術同意書」：

1、手術同意書上的資料有問題

※ 手術同意書上各個欄位的資料不齊全，或是過於簡略，甚至整張空白。

※ 手術同意書和麻醉同意書的日期，和實際簽署的日期不符。

※ 手術同意書記載的部位或方式，和醫師之前說明的不同。

※ 手術同意書和麻醉同意書的簽名醫師，竟然是看都沒看過的醫師。

2、交付和簽署手術同意書的時機點有問題

※ 手術同意書和麻醉同意書，是護理師拿來的，醫生都沒有出面說明。

※ 手術前一刻，才拿到手術同意書和麻醉同意書。

3、手術同意書和麻醉同意書都只有一份，醫院收走了，也沒有給病人或家屬副本。

在此提醒大家，依據醫療法規定：

醫師提供病患相關醫療專業行為後，應親自記載於病歷中，不可委由別人代理。醫師如果沒有親自診察病患，是不能開立處方、治療、診斷書的。

但是某些教學醫院，由於須負擔教學傳承任務，的確可在主治醫師的督導下，由其他住院醫師協助手術進行，此時病歷記載內容則應同時註記主治、住院醫師兩造署名。

如果民眾拿到空白同意書，或是發現同意書的內容不實或有出入，但又擔心如果當場拒絕簽署，可能會導致手術延後或是被取消，反而影響了病人的健康，建議大家可以口頭詢問醫師有關手術可能存在的風險和注意事項，讓病人可以如期手術；但可以自行將同意書拍照或掃描存證，再向醫院申訴，或向醫院所轄的縣市衛生局檢舉，讓醫院可以有所改進。

依據醫療法和醫師法，如果不是危急狀況，卻沒有「說

明手術原因、手術成功率、或可能發生之併發症及危險，並經同意，簽署手術同意書及麻醉同意書」這樣的步驟，醫院可被處 5 萬以上，25 萬以下的罰鍰；醫師也可能被移付懲戒委員會。衛生局也應依其職權，輔導醫院建立符合衛生署指導原則的告知同意流程。

 CARE 小叮嚀

　　醫改會提供「醫療糾紛諮詢服務」多年，發現這些現象：

　　※有些病人以為手術同意書就是「賣身契」，簽了就任人宰割！

　　※有些醫師把手術同意書當「護身符」，以為簽了就可以把「疏失」都變成「風險」。

　　※有家屬看到同意書寫「如有意外概與本醫師無關」，就覺得還很不吉利而相當不高興，以為萬一發生醫療疏失也不能追究，結果不敢簽名。

　　其實這都是對「手術同意書」的功能有誤

解！

　　雖然醫療法明定醫師進行手術前，須有病人的同意書，但並不代表醫師的醫療過程可以馬虎。如果醫療過程有疏失，醫院和醫師仍須擔負法律責任。因此並不是簽了同意書，就不能追究醫療糾紛，手術同意書在法律上的效力，不如醫病雙方所想的強大。

　　另外，在住院到開刀前，經歷護理人員、實習醫師、住院醫師、主治醫師、麻醉醫師不斷重複詢問、確認一些事項，常常會讓人覺得不耐煩、不想再回答。但是醫改會也要提醒大家，這些步驟，都是醫院為了維護病人的安全，層層把關的基本功。所以請務必不厭其煩、確實回應，幫忙醫療團隊一起，守護病人的安全。

醫療機構施行手術、及麻醉告知暨取得病人同意指導原則，查詢網址為：

http://dohlaw.doh.gov.tw/Chi/FLAW/FLAWDAT0202.asp

名醫≠良醫、醫師個人≠醫療團隊

　　只要是提到開刀，這樣攸關性命的治療手術，大家都會希望交給技術最好、資歷最深的醫師來處理，似乎就先掛了保證牌，才比較放心。

　　但是大多數的人，都是跟隨著「聽人家說」的口碑走，哪一位醫師的曝光率高，門診大排長龍，就跟著擠過去。除此之外，也不知道該如何客觀了解，該怎麼去找一個適合自己的醫師？

　　純純一直因為子宮肌瘤，持續在住家附近的婦產科診所追蹤檢查，最近好像有變大的趨勢，所以想說是不是聽醫生建議，開刀切除。

　　既然是要開刀動手術，純純怕婦產科診所設備不夠完善，但若到大醫院，也不曉得要找哪個名醫才好？有

人推薦那種常上媒體的名醫，一直掛到一個月後星期二上午的 78 號。

　　看診當天，純純接近中午才到，雖然已經看到 60 幾號，但純純還是等了很長的一段的時間，連中飯都沒吃；好不容易等到可以進診間看診，純純才剛坐下來，說了一句說：「醫生我有子宮肌瘤，之前一直在診所追蹤檢查……」

　　醫師馬上就說：「那妳先到後面躺著，等等檢查。」

　　純純只好默默地進到布簾後面，躺在診療台上，準備接受檢查。一躺又是 5 分鐘過去，醫師進來照了超音波，什麼話也沒說，等到回到診間醫師就說：「很大了，最好開刀，我們排下一個星期一……」

　　純純頓時腦中一片空白，心中暗想：「醫師什麼都沒說，就是要我開刀，這樣真的沒關係嗎？」

　　純純帶著疑惑的心情走出診間，看著其他已經看完診、空蕩蕩的診間，不由得開始懷疑自己，到底是不是作了一個正確的決定呢？

醫療系統中，錢是大力推手

醫院或醫師掌握真正攸關民眾健康的資訊，某些不肖的醫院，就利用民眾的恐懼心理，創造一些可以讓醫院「牟利」的機會，比如：

※ 希望由主治醫師親自動刀，就可以收取動輒上萬元的「指定醫師費」，醫院再分紅給醫師。

※ 限定名醫掛號的號次，如果超過號碼的，就收取「加號費」。因為名醫門診人潮眾多，為了盡量縮短病人輪替的速度，就在掛號費之外，加收「門診指定醫師費」。

※ 限制看診時間，如果超過時間再收「加長診療費」，或是要病人去掛號費上千元的 VIP 門診，享受免排隊、高隱私、完整醫療諮詢的貴賓級服務。

醫師看診品質，經驗和學識當然重要，但是如果看診時間不夠，有再好的學識和再多的經驗，看診品質一定受到影響。

望聞問切，每一個動作都要時間。這個世界真有瞄一眼

病人，或病人才開口，就能未卜先知病情的神醫？所謂病人
大排長龍的「名醫」，非常容易因為病人太多，門診時間太
短，根本沒有醫療品質可言。而病人還在一頭霧水就被請出
診間，卻也不敢對「名醫」多問兩句病情。

　　換個比較具體的方式來看，以醫院的上午門診為例，在
9點到12點的正規看診時間裡，如果一個醫師需要看60位
病人，那麼一位病人可以分配到的時間只有3分鐘，短短的
3分鐘裡，醫師得要問診、觸診、聽診、安排檢查、開藥、
預約下次回診時間，還不加上查閱和書寫病歷的時間，仔細
想想，也難怪我們總是覺得每次看完醫師，還是問題滿滿，
拿了藥回家，卻不見得真正了解自己的疾病和身體狀況。

　　追根究柢來看，醫院以業績敘薪，和抽成分紅的管理方
式，變相鼓勵多看病人、多檢查、多開刀，衝高業績。受雇
於經營者的醫師，不無苦衷。

　　其實一個好的醫師，並不一定要診間塞滿病人、時常出
現在報章雜誌上才值得我們信任，也並非要會和病人說笑、
噓寒問暖才是好醫師的象徵。

　　在看診的過程中，會細心地詢問我們的身體狀況，在開
藥和安排檢查的時候，能夠以我們聽得懂的方式，說明後續

的治療計畫和每一種治療方式的利弊得失，最後離開診間前，能夠給我們如何自我照護的健康小叮嚀。

能夠將病人視為一個完整的個體，並且願意和病人一同照護身體健康的醫師，才是我們每個人心中所期待的良醫。再提醒一句：「門診 100 人」門口大排長龍的，擠滿病人的「名醫」，往往只能「看診 2 分鐘」，看診 2 分鐘的，不一定是「良醫」。

醫療成敗在於醫療團隊

一般人對於醫院的認識，都是以醫師為主，以為只要有仁心仁術的醫師，就能夠得到最好的治療和照護。

這樣的觀念只對了一半，除了醫師之外，還需要很多不同類別的醫療專業人員，才能夠提供完整的、全人的醫療。這些醫事人員包括護理人員、藥事人員、醫事檢驗人員、放射人員、營養師、呼吸治療師、臨床心理師、物理治療人員、職能治療人員、聽力語言治療人員，以及社會工作人員。

這些醫療專業人員所組成醫療團隊，搭配醫院良好的軟硬體設施，如果能夠順暢的運作，讓各個專業人員發揮所

長，互助互補，再加上病人的配合、把關、提醒，才能夠提升醫療的品質和效益。

　　有住院部門的醫院，應該要有能力，提供 24 小時醫療服務，才可以因應病情變化和隨時發生的緊急狀況，所以如果查詢醫療院所機構的開業登記資料時，發現醫院有一人科室的情形，例如只有一名藥師、一名呼吸治療師、一名麻醉科醫師……等，要特別留意！這表示這些醫療人員，不但不能請假，還要超時工作，不然就是得靠其他院所派臨時或兼任的醫療人員來支援，甚至可能是用其他非專業人員「代打」。人力不足的醫療院所，提供的醫療品質，會比較沒有保障，因為醫療照顧靠的是醫療團隊。

　　要找一間好醫院動手術，現在可以到健保網站首頁的「健保品質公開指標」，來查詢醫院的品質指標，現在已經有針對「子宮肌瘤」與「關節置換術」的品質指標可以參考。網址為：http://www.nhi.gov.tw/mqinfo/

　　以子宮肌瘤為例，在這個網頁上，有一些專科醫學會的網頁連結、介紹這個疾病的資料，可以下載、閱讀，還有專家歸納出一些在診斷及手術過程中，有代表性的幾項指標。這些資訊可以讓我們比較各家醫院的表現，也可以看過去發

生手術併發症、或後遺症的紀錄，來了解各醫院在這項手術的照護品質，作為就醫選擇的參考，也可以拿這些資料請教醫護人員。

有了這些資訊，或許就會發現好醫師、好醫院就在身邊，不需要再捨近求遠，去特定醫院人擠人、活受罪了。

 CARE 小叮嚀

醫改會常接到民眾來電詢問：「如何查詢醫院診所、或醫事人員的執業資料？」希望藉以瞭解執業醫事人員，是否領有執照？有無任何醫療糾紛？或是相關的不良紀錄？可以信賴的查詢網站有：

一、衛生署官網

衛生署網站提供了醫事機構開業登記資料、及醫事人員開業登記資料查詢。若想瞭解機構的設置科別與專業人力，可查詢醫事機構開業登記資料：

http://www.doh.gov.tw/DOHS/

醫師所在縣市的執業登錄資料，可查詢
「醫事人員執業登記資料」：

http://www.doh.gov.tw/Medical_Personnel/

二、健保局官網

醫事機構健保違規紀錄，查詢「全民健康
保險特約醫事服務機構查處名冊」：

http://www.nhi.gov.tw/webdata/webdata.asp?
menu=18&menu_id=683&webdata_id=2401&
WD_ID=765

慎防非必要的「金雞母」手術

　　純純後來經由朋友介紹，到另一家醫院，接受醫師的診察，這位醫師安排了一些檢查之後，告知純純說：「子宮肌瘤確實有變大，妳已經生過小孩了，再過幾年就到更年期，子宮留著也沒用，乾脆把它整個拿掉，省得麻煩。」

　　醫師看純純有點猶豫，還語帶玄機的說：「如果切除子宮，還可以請領身心障礙給付喔……」

　　純純心裡雖然覺得奇怪，但想想醫師講得也頗有道理，所以就答應進行手術。

　　沒想到純純手術進行得不太順利，術中不慎發生膀胱被劃破的醫療傷害，後來也因為嚴重的沾黏，反覆感染住院。純純的親友來探望她，很多人都說：「其實子宮肌瘤根本不一定要開刀，更不用拿掉子宮，有的進

入更年期就會自動縮小了。」

　純純看著自己充滿傷痕的身體，心中懊悔不已，找不對醫師又做錯決定，讓自己白白受了一場苦……

　在一般的就醫過程中，多數的醫師都是經由詳細問診檢查，並與病患詳盡討論合宜的醫療計畫後，才決定採用特定手術方式進行治療。

　然而不可諱言的，有些手術的內容對於患者「並不是絕對必要」或者「不一定需要馬上進行」，卻可能因為「臨床上常見、外科技術較簡易、併發症較少」等考量，甚至基於「健保給付相對優渥」的原因就貿然執行。

　這些受到大眾質疑的所謂「金雞母」手術，雖然也是符合醫療常規的手術方法，然而因為在手術施行，是否具有必要性、可取代性上，留存不少討論空間。而且往往不同醫療院所、不同外科醫師間，因為所受訓練、思維的不同，判斷標準也不同，因此施行上，帶有更高的爭議性色彩，也讓病患因為擔心受到錯誤醫療而受害，而不知該如何是好。

浮濫手術，不只是「切身」之痛

　　比方切除子宮的手術，常常是為了治療子宮肌瘤；但並非所有子宮肌瘤都一定要開刀，有些良性的小肌瘤，只要定期追蹤，更年期時就會因為荷爾蒙變化而自行萎縮。

　　反觀我們身邊，卻時常聽到親友這類的對話：

　　「那個誰誰誰，醫生叫她去切除子宮了耶。」

　　「醫生說，似乎拿掉子宮，可以減少很多婦科的毛病呢！」

　　「我表姐的醫生建議，反正不生了，子宮留著也沒用，乾脆連卵巢都一起拿掉好了，省得日後麻煩。」

　　除了上述對話中的理由，還有其他像是「生過孩子，子宮也沒有用了。」、「切除子宮可申請殘障給付！」等，都是普遍誘導婦女切除子宮的說法。

　　可是仔細詢問才發現，其實很多病患常常都不曉得自己為何一定要冒這個險，動刀做切除手術，更不清楚是不是有其他的替代療法可以使用？反正醫生給了一些理由，結論就是：「妳聽不聽得懂沒關係，聽醫生的就是了。」

　　換句話說，我們身邊有不少的婦女朋友其實是在不清楚、不恰當的醫療決策下，自己被莫名其妙地切除了子宮。其中更有部分案例甚至是醫師手術前告知病人要切除子宮，結果病人在手術後才知連卵巢都割除，造成絕孕。

常見小手術 ≠ 零風險

　　年長民眾或部分疾病患者，也可能聽聞過「人工膝關節、髖關節置換」手術的施行，用以改善嚴重軟骨磨損、關節損害或退化造成的紅腫、疼痛，及肢體活動上的不適困擾。此外，例如手汗症手術，也常以「不需住院、成功率高」等廣告宣傳詞，吸引不少因手部出汗造成生活困擾的民眾就醫，期待迅速藉由手術的執行根絕出汗，幫助社交生活更有自信。

　　不管是人工關節置換還是手汗症手術，許多專業醫師都會提醒病患，選擇手術執行的時間點，都應該是在藥物治療、物理治療，都已經無法改善生活品質的最後階段。而且病患的健康狀況，有辦法承受的前提，才適合施行的。

　　許多病患只曉得相較於其他手術，手汗症似乎只是個

「單純小手術」，應該是很安全吧？卻沒料到小手術不等於零風險，對於手術後的效果如何，會不會有副作用，術後嚴重代償發生該如何補救，這些手術過程常面臨的麻醉風險、藥物過敏、術後併發症等問題，可能從來沒有被告知考慮過。

況且像人工關節，因為品牌不同、材質組成也相異，不少民眾得自費或差額負擔，如果沒有嚴重到需要置換，醫師卻以種種理由說服民眾，形成「有換就有賺頭」的浮濫手術。

剖腹產不是每個孕婦都適合做

近年來，每年都有三分之一以上的婦女，選擇以剖腹產迎接新生命，和其他先進國家比較，比例算是偏高，經常引發各界評論。

有人說這是台灣產婦怕痛、愛看時辰的文化所致，但是許多婦女會去看日子選擇時辰，常是因為有醫師的醫療建議在先，例如：胎兒是臀位，醫師主張要剖腹產，醫師可能會說：「妳回去挑個日子，再來開刀。」

許多狀況下，準父母常被暗示「剖腹比較好、比較方便」的訊息，又看見不少身旁朋友普遍以這樣的方式生產，才會

主動跟進採用剖腹手術生產。

很多人並不知道，剖腹產其實是一項緊急救命、與處理高危險妊娠生產的必要措施。而且相較於自然產，剖腹產的產婦與胎兒，都會面臨更多的風險，絕不應該是沒有醫療依據的處置。

所以不管是怕痛還是挑時辰，一位謹慎的婦產科醫師都不會直接聽從民眾的意願要求，就在沒有醫療專業評估的前提下，進行剖腹手術生產，更不會盲目的說服所有來診的孕婦都採用剖腹產。在生產方式的選擇，應當回歸每位母親與胎兒的個別健康狀況，秉持專業判斷，以充分的時間進行溝通和說明，以減緩產婦的恐懼和不安。

CARE 小叮嚀

無論手術無分大小，最重要的是必須切合病患該階段的疾病生理需求，才應當進行。民眾如果對於是否採用手術治療的方式有任何疑慮，應嘗試向醫師詢問溝通，或主動尋求第二意見的諮詢。

　　由於醫療法的規範，在術前病患或家屬，就應該被給予一份完整的手術同意書，詳細載明手術的原因、方式、適應症以及可能併發症與風險，並留存作為與醫師諮詢、與家屬討論的重要資訊文件。

　　假若就醫過程，發現該醫療院所或醫師只願宣導手術的好處，但對於進一步的醫療過程說明，或病患提出的疑慮都不願透露足夠的資訊，民眾應該有所警覺，審慎考量是否同意，以避免少部分營利導向的「金雞母手術」對身體健康造成的不當傷害。

聰明病人的理性考慮：

一、透過申請病歷資料、第二意見諮詢，讓自己掌
　　握最詳盡的手術資訊與應注意事項。

二、與醫師溝通時，應優先了解該手術的必要性與
　　時效性需要，是否有其他替代療法，以及疾病
　　嚴重度是否需要再作觀察。

三、若發現醫療院所或特定醫師有不當推銷手術，
　　或發現疑似不合法手術內容，可直接去電衛生
　　署、所在縣市衛生局查詢申訴。

第四章

一定要多看一眼的藥袋

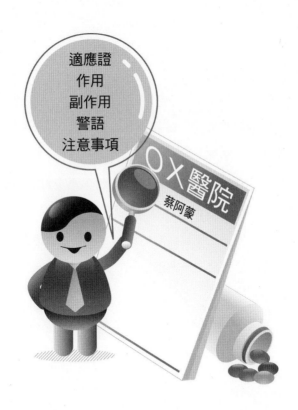

「藥」命的風險

臺灣健保支出，每花 100 塊錢，就有 25 元花在藥費，比例居世界前茅。

「打針吃藥」是我們接受醫療照護過程中，最常有的經驗，甚至有民眾誤以為看病沒拿藥，就不算「看醫生」。你知道嗎？即便是在醫療院所打針、領藥，還是台灣醫療過程中，最容易出錯的一環節！

阿嬤到北部某公立醫院看青光眼，經過「三長兩短」的看病領藥過程，就是掛號、候診、領藥時間長，看診時間短、病人為之氣短啦。

好不容易才回到家，便急著想打開領到的眼藥膏塗藥，好讓眼睛舒服一點。但家中唸國中的孫女突然大喊：「阿嬤，這藥膏不可以塗在眼睛！」

阿嬤沒好氣地堵回去：「我就是眼睛不舒服，哪有眼藥膏不塗在眼睛的！難道妳有比大醫院的醫師、藥師更厲害？」

孫女無辜地說：「可是藥袋明明寫著，這藥是治香港腳，而且提醒，不可塗於眼睛呀！」

太扯、太恐怖了吧？

後來重回醫院找醫生問個清楚，才發現，原來醫師點選電腦螢幕上的藥品時出錯，藥師也沒發現，就這樣把藥給了不識字的老阿嬤……原來醫院再大，也可能忙中出錯，還好有細心的孫女，幫阿嬤多看藥袋說明一眼，否則又是一樁醫病糾紛的新聞了。

這雖然是發生在 2003 年的真實案例，但這幾年打錯針與吃錯藥的事件還是經常發生。

依據衛生署、醫改會過去相關調查發現，每 100 位民眾就有 2–4 位遇過拿錯藥的情形。這還只是冰山一角，因為有很多給藥錯誤的情形，民眾根本不知情，或被當作病人本身「病情惡化」，而被將錯就錯的掩蓋了。

其實從 2002 年底開始，台灣陸續發生兩起重大的用藥

錯誤：當年 11 月底，北部某間以婦產科聞名的醫院，錯將肌肉鬆弛劑當成 B 肝疫苗注射給 7 名新生兒，其中 1 人不幸死亡。

相隔 10 天後，南部的某社區診所分裝藥品時，誤將降血糖藥，當成抗過敏藥分給一百多名病患，許多小朋友因為低血糖而出現冒冷汗、抽搐等症狀而緊急到醫院就醫。

這兩件號稱近十年台灣最嚴重醫療疏失事件，讓台灣長年用藥安全缺失浮上檯面，更促成政府成立「病人安全委員會」推動各項改革。但依據醫院評鑑暨醫療品質策進會（簡稱：醫策會）的病安通報統計：光 2009 年台灣就有 10,569 件，給錯藥物的事件，佔所有病人安全事件的 29%，並連續多年，高居醫療疏失的首號元兇。

吃藥是疾病療程中免不了的事，面對這些「藥」命的風險，但是吃藥，又是就疾病療程中免不了的事，我們該如何正確用藥，讓藥一路安全抵達治療部位，發揮應有的治療成效，且避免誤用藥物傷害呢？

用藥安全網

　　其實安全用藥、聰明就醫的第一步，就是認識「用藥安全網」的設計（如下圖），從自身把關做起，為家人建立用藥安全網。並且知道有問題時，該向誰詢問或求助，才能減少不必「藥」的風險。負責拉起這個安全網的，有以下幾個關鍵角色：

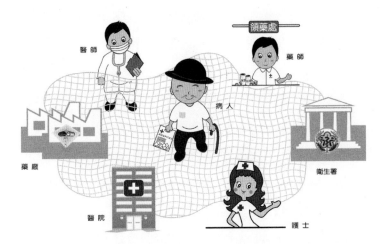

　　衛生署：負責管理醫療機構，確保醫療體系的安全與品
　　　　　　質；並管理藥廠及藥商，確保上市藥品的品

　　　　　　　質、安全性和藥品說明書內容的正確性。

藥　廠：研發及製造安全有效的藥品；製作藥品說明書
　　　　以協助正確用藥。

醫　院：採購品質優良且符合需要的藥品，並督導藥師
　　　　對藥品做良好的貯存、管理、調劑及標示。

醫　師：開立正確、適合治療病人疾病的藥。

藥　師：在藥局負責採購及管理藥品、覆核醫師開出的
　　　　處方有沒有問題，確認後再依專業步驟調劑給
　　　　藥，並提供用藥諮詢。

護　士：打針或給住院病人服藥之前，再次核對病人、
　　　　藥品、劑量、時間和途徑是否正確。

病　人：核對拿到的藥品是否正確，依照藥袋標示或醫
　　　　師、藥師的交代，正確服藥和保存藥品。

　　這個環環相扣、緊密互連的安全網，如果其中一處出現
破洞，錯誤就可能發生，嚴重將致命。民眾常直覺用藥安全
的把關，都是政府、藥廠、及醫藥人員的責任，並且誤以為
這些單位或專業人員都應該不會出錯。其實，民眾才是這個
安全網的核心與最後一道防線。

　　比方說，藥廠生產的藥物有破損、醫師開錯藥、給藥的

人發錯病人，後面把關的醫院管理人員、藥師、護士、乃至最後吃藥的民眾，都還有機會幫忙層層把關、抓出錯誤。

　　但如果最後吃藥的民眾搞錯了吃藥方式，或沒有自己多注意一下，把關前面可能的錯誤，就沒人可以幫忙避免錯誤了。所以，病人一定要認真學會這幾件事：

領藥後與服藥前，「藥」看清楚

　　看診後拿到藥袋，一定先核對病人姓名、年齡、性別、醫師姓名是否正確？再看藥品種類、數量、用法等規定的標示項目都清楚嗎？藥袋依法必須標示項目有 16 項，每一項民眾都不能忽略：

　　1、病患姓名。

　　2、性別。

　　3、藥品名。

　　4、藥品單位含量。

　　5、數量。

　　6、用法：外用或內服。

　　7、用量。

8、調劑者姓名。

9、調劑或交付日期。

10、調劑地點名稱。

11、調劑地點地址。

12、調劑地點電話。

13、警語：服藥前一定要知道的注意事項。

14、主要適應症。

15、主要副作用。

16、注意事項：用藥或保存上還須注意哪些事？

藥袋依法必須標示項目範例：

項　目　名　稱	範　　例
1、病患姓名	蔡阿蒙
2、性別	男
3、藥品商品名	阿斯匹靈 ASPIRIN
4、藥品單位含量	100MG（毫克）
5、數量	28 錠、28 日份
6、用法	口服每日 1 次、早餐前
7、用量	每次 1 錠
8、調劑者姓名	郝安新
9、調劑或交付日期	99/10/19
10、調劑點之名稱	好鄰居健保藥局
11、調劑點之地點	台北市健康路 xx 號
12、調劑地點之電話	02-1234567
13、警語	哺乳、孕婦不宜
14、主要適應症	預防血栓、心臟病
15、主要副作用	胃潰瘍、消化不良
16、其他用藥指示	整粒服用、避光保存

看懂藥袋標示，有問題要諮詢

　　藥袋標示的 16 項內容，除了大家耳熟能詳的姓名、數量、用法之外，一般人可能不太清楚什麼是「適應症或作用」、「警語或注意事項」、「副作用」，甚至看到這些內容反而可能過度擔心、想東想西而不敢按時服藥。

　　其實這些資訊，可以更有效的幫助大家知道「葫蘆裡賣什麼藥」？讓藥效好好發揮，或及早發現服藥的不良反應。以下就簡單介紹這些重點項目：

適應症或作用：

　　有時會寫成「用途」、「療效」等名稱。

　　是指這藥是拿來治療什麼病症，也就是衛生署核准的醫療用途。如果發現明明是去看青光眼，卻拿到治療香港腳的藥，就有可能是拿錯藥，一定要再次查證。

　　此外，同一種藥可能有多種功效或適應症都列在藥袋上，拿藥時可請藥師特別說明。

警語或注意事項：

各類藥品都有使用時要特別注意的事項。

包括老人、幼兒、孕婦、哺乳中的婦女、肝腎功能不佳、對某藥品成分曾發生過敏，或同時服用多種藥品的人，都要特別注意，甚至禁止使用。

但一般成人也要小心，有些藥吃了會想睡覺，就不適合開車或操作機械。

副作用：

指的是一種藥品在主要適應症以外，對人體所造成的其他作用；例如紅疹、頭痛或更嚴重的症狀。

藥物多少都有副作用，有的發生機率很低，也不會有太嚴重的後果；有的一旦發生又沒有及時處理，可能會危及生命。藥袋上寫出副作用，可以提醒病人：

※　有些輕微症狀可能是由藥物引起，無須特別擔心。

※　有的則需要趕緊與醫師、藥師討論要不要減量、換藥、或停藥的必要。

※　如果不清楚藥品副作用，病人可能把副作用當成另一疾病，又向其他醫師尋求治療，反而誤導診斷使

　　病情更加複雜。

　　一個藥品的副作用類型可能很多，不可能都詳列在藥袋上。如果有疑慮，可向藥師索取完整、專供病人使用的藥品說明書，或是請藥師說明。

不要自己當醫師，亂停藥、配藥

　　「生病找醫師、吃藥問藥師」，如果對用藥有疑問，千萬不要客氣，要勇敢向看診的醫師或發藥的藥師詢問。各大醫院也設有藥物諮詢中心可以詢問，或是帶著藥袋，到厝邊的健保藥局尋求協助。

　　如果發現醫療院所或藥局的藥袋沒有清楚標示，或發現藥品品質有問題、醫療院所沒有藥師在場包藥、藥師沒有醫師看診後開的處方箋，就賣抗生素等藥品給你……，請勇於向衛生署與衛生局檢舉，請政府發揮公權力來補破網，以保障你我用藥安全。

　　最後提醒大家，藥袋標示應有 16 項內容的規定，不論是在診所、醫院、或社區的健保藥局領藥，不論是看健保或自費門診，所拿到的藥袋，都應該要符合規定。

　　中藥的藥袋也一樣適用這項規定，以保障大家「知藥」
的權利與吃藥的安全。如果發現藥袋標示不齊全的醫療院
所，可向衛生局檢舉。

　　「吃藥治病，是你我的權利，核對藥袋標示，也是你我
的責任」。下次服藥前，記得再仔細看一下藥袋、看清楚說
明，有問題記得要問清楚。別再以為醫師藥師都不會出錯，
我們自己，才是用藥安全最後的守護者！

 CARE 小叮嚀

　　2002 年醫改會開始關心台灣用藥安全的
問題，眼見台灣民眾，長期都在服用分裝的餐
包式藥品，一餐一包，內含各式各樣的藥物，
但卻沒有足夠的藥袋標示、和藥物諮詢能夠參
考，常常胡亂吃了一大把藥物，卻不知道究竟
把什麼東西吃下肚？

　　2003 年經由「寄藥袋大抽獎」的活動，
收集了全國各地的八千多個藥袋，調查後發現
台灣的藥袋仍有標示不完全的狀況，持續監督

衛生署，須聯合各縣市衛生局主動稽查、改善，截至目前為止，大家只要稍微留心一下，都還可以發現，仍有不合格藥袋的狀況。

建議大家，一定要勇於向醫院診所所在縣市的衛生局反映，讓衛生局能夠對症下藥、要求改善，以保障全民的用藥安全和品質。

善用藥袋資訊、把關用藥安全，這些一定要注意：

領藥時：

※ 慢性病民眾請檢查藥品與前次用藥是否相同？

※ 可依藥袋指示向藥師索取更完整的用藥衛教單張或是藥品說明書。

※ 慢性病民眾請檢查藥品與前次用藥是否相同？

用藥時：

※ 看清楚所有的用藥指示再開始使用藥
物。

※ 用藥期間如有不清楚處，可依藥袋上
的電話詢問醫療院所或附近社區藥局
的醫藥人員。

※ 出現不良的副作用時，可參考藥袋指
示的方式處理，或進一步洽詢醫藥人
員。

用藥後：

※ 如果也在別科或別家醫院就診，可攜
帶使用中的藥袋供醫藥人員開藥時參
考。

※ 服藥後可保留藥袋一段期間，或謄寫
到藥歷卡上，作為日後用藥治療的參
考。

「藥」這樣才安全

　　大家在買食品的時候，都知道要選有「完整包裝」的產品，注意保存期限等標示，並盡量不要買經過商家分裝、標示不明的散裝食品，以免污染與影響保存；新買電器時也會檢查原廠說明書，看看使用方法與注意事項。

　　但我們領藥或吃藥時，卻往往看都不看一眼，就拿回家、吞下肚。許多診所藥品也是採分裝方式給藥，沒有完整的包裝，讓消費者確認有效期間與查閱說明書。

　　萬一出錯，可能真的藥到命除、治病不成反而致命。用藥過程還有哪些地雷，需要大家自我把關呢？

　　長期在某家大學附設醫院看診的周阿姨，每次領藥時都會核對是自己姓名無誤，才領藥返家。

　　但某次看完病回家要吃藥時，竟發現藥袋中其中

一盒藥包裝上寫的是電視廣告常見香港腳用藥療黴舒（Lamisil），比對藥袋上標示的藥名，明明是醫師開給她控制痙攣的樂命達（Lamictal）沒錯，顯然是藥師裝錯藥了。還好這次是給整盒的藥，中文藥名寫得很清楚，才能及時發現。

　追究之後，醫院坦承因為英文字相近，藥師沒注意到才給錯；院內有要求名稱相近的藥品要做明顯區隔，也有調劑與覆核藥師的核對機制，沒想到還是會忙中有錯……

　這是發生在 2010 年的真實案例。

　這幾年因著藥袋標示相關法規的修正和改革，藥袋的資訊越來越完整，也越來越豐富，所以許多的民眾領藥時，都會仔細核對藥袋。但如果發生像上面的案例一樣，藥袋上標示都沒錯，你也已經檢查過，但藥師放進藥袋內的藥品卻忙中出錯，這時我們該如何把關自保呢？

　在此特別提醒大家，看清楚藥袋並仔細核對，只是確保用藥安全的第一步，但不能保證不會拿錯藥。相信聰明的讀者一定會說，下個撇步就是拿出藥袋裡面的藥，與藥袋上標

示的藥名仔細核對一下。

藥品，要有完整「藥廠原廠包裝與說明書」

問題是，如果我們拿到的藥，並不是有完整原廠包裝的整盒或整排藥物，而是經過藥師拆解分裝、甚至磨粉、切半的藥物。就算再厲害的病人，看到白白的藥粉或混成一包各種藥丸，恐怕也無從再次核對。

因此，如何讓病患能夠拿到有完整包裝的藥品，成為進一步協助確保用藥安全的關鍵；而這種給藥方式叫做「原包裝給藥」。

「原包裝給藥」是指病患拿到的藥，是有原廠包裝外盒、說明書的排裝、或罐裝藥品，而不是經過分裝的散藥。這制度在歐洲已推行多年，各國也繼續不斷思考，如何設計讓病人看得懂的說明書、外盒的字體如何更清楚明顯、研究將孕婦或小孩禁用、服藥後不宜駕車等重要的警語，畫成各種警告的圖形增進病人的理解，這些種種措施，對提升用藥安全、民眾用藥知識，幫助很大。

分裝、磨粉藥品，風險高

藥物生產製造時，都要求在無菌的密閉廠房生產，經過檢驗合格後，再密封包裝，並希望在交給病人使用前，都能保持適當完整的包裝，以確保藥效、減少污染。

但是如果過程中，經過藥師在醫療院所、或藥局內重新分裝，不僅破壞原有保存條件，加上任何藥局都不可能像藥廠一樣，有高規格的無菌、控制溫溼度的環境，難免破壞藥物品質。有的藥師邊調劑還要邊發藥，或用同一台機器連續分裝各種不同病人的藥物，過程很容易污染或出錯。因此，盡量採用原包裝給藥，才能減少這些錯誤。

原包裝給藥，還能解決許多大家領藥時常遇到的困擾，例如：

※ 藥丸裝在小夾鏈塑膠袋內，沒有避光或防潮的錫箔包裝。

※ 醫院給藥時，已先拆掉藥廠的原包裝外盒與說明書，無法了解有效期限與廠商提醒注意事項。

※ 憑藥單到健保藥局拿藥時，因為沒有完整的包裝，擔心領的藥會和醫院領的不一樣……

所以，再次提醒大家，有沒有拿到原包裝藥品，對用藥安全與品質真的差很大！

檢查藥品有效期限

我們買鮮奶會看保存期限，到大賣場也知道不能完全相信架上商品都未過期，購買前會先確認有效期限；但吃藥時

卻常忽略，成為用藥安全的另一個地雷。

舉幾則每年層出不窮的藥品過期危害健康新聞，讓大家有所警覺，例如：

※　南部某醫院，起出大批過期藥。

※　岡山某牙醫診所藥品過期9年，不知情民眾吃下肚。

※　服用過量過期感冒藥，新竹18歲少女喪命。

※　39萬劑國軍使用的神經解毒針過期，監察院為此糾正國防部。

看到這裡，是否驚覺原來診所也可能提供過期藥，或許家中的存藥，早就過期，但我們領藥時或服藥前，居然都未打開藥袋檢查；甚至有的連有效期限標示都找不到！

過去當病人與民間團體要求，將藥品的有效期限告訴病人，或列在藥袋上時，政府或醫藥界，常以「怕病人囤藥」當藉口反對。

其實教育病人按時服藥，與知道保存期限，兩者並不衝突，最怕的就是病患無法一起參與把關確認效期與品質；也怕醫院分裝、散裝藥品後，民眾拿不到標示效期的原包裝藥。所以，聰明看病，一定要確認藥品效期，避免危害健康！

醫師推薦昂貴藥時

　　前陣子有則報導指出，醫師極力向病患子女推薦某些昂貴的自費抗癌藥、塗藥血管支架，甚至讓家屬常有不買就不孝順的感覺。可是當癌末病人家屬，咬牙自費買了標靶藥，不久後病人仍走了。這種無奈常在病房上演，甚至現在連看健保一般門診，大家也常遇到這種狀況。

　　許多民眾常聽醫師說：

　　「健保給付的藥，比較沒有品質。」

　　「新藥，當然都比舊藥好！」

　　「一分錢，一分貨、一定會有差的。」

　　在這樣似是而非鼓吹之下的迷思下，病家不由自主的寧願選擇較貴的自費治療。但自費、比較貴的、真的比較有保障嗎？還是有可能，誤入了另種用藥安全的地雷，白花錢又傷身呢？

　　隨著科學日新月異，廣播電視、報章雜誌上常常不乏醫學新知的報導；而其中「外國研究發現，某某新藥比舊藥更有療效……」等新聞更是時有所聞，常吸引病家注意。但媒

體報導的新藥，有的還未在台做過試驗，也沒有健保給付，民眾自行從國外帶回、或自費向醫院購買使用，可能花錢又有風險。況且，新藥真的就比較好嗎？

不論舊藥、新藥、都有特定的適用病症、服用限制與副作用，新藥可能因為使用的人數還不夠多，而有許多潛在的副作用尚未發現。之前也有知名新藥上市後，才因嚴重的副作用，而被要求下市停用的案例。因此，我們期待安全有效的新藥造福人群之餘，也要學會認識新藥的風險，找到適合治療自己的用藥，才是上策。

其實，比較貴的自費藥，不一定是醫療品質的保障。健保局不給付的一些新藥、或昂貴藥品，雖然有些是因為療效僅略微增加，但價格實在太高，基於健保財務考量，只好忍痛排除。

但有部分自費藥，可能是因為療效未明、屬於非必要性用藥，或有些新研發的藥物尚未得到審核時，健保因而不列入給付。有些藥雖有健保給付，但醫師用藥的時機或方式，可能不符健保規定，所以，醫藥人員會轉而要病人自費使用。

如果民眾遇到的是這兩種自費買藥的情形，一定要特別謹慎小心，先向其他醫藥人員或健保局查證，以免花錢又受

到「藥害」。

 CARE 小叮嚀

　　如果過去常有到住家附近診所就醫的經驗，應該會發現我們所說的「原包裝給藥」狀況，其實是少之又少、可遇不可求的。

　　醫改會雖然希望能夠透過健保給付制度的改革，促進各醫療院所，使用原包裝藥品的意願，遺憾的是目前尚在努力當中，需要大家一同關注和投入：

　　※ 領藥或買藥時，盡量選擇原包裝的藥品，問清楚效期標示的位置，並親自檢查一次。服藥前應再次確認效期，並遵照指示的期間服用。

　　※ 如拿到分裝、散裝藥品或眼藥等，應請藥師另外標示開封後的保存期限，並索取一份藥品說明書。大家也應該勇敢建議他們能改成原包裝給藥；或優先選擇免費提供此服務的藥局領藥。

老人家的重複用藥

　　老人、小孩向來是最常生病就醫的族群，用藥的種類與數量也高於其他年齡層。加上他們身體通常較正常青壯年虛弱，理應是我們推廣用藥安全最優先保護的對象。

　　但現行藥物設計與服務體系，卻主要是以中壯年的身體狀況來設計，對老人與小孩用藥的需求，體貼不足，反讓身體最弱的老幼，暴露在最不安全的用藥環境之中！

　　例如：藥袋的字太小，老人家常看不清楚、用藥方法太複雜，害老人常吃錯、不同科開的藥常重複或產生交互作用的衝突……

　　老王患有攝護腺肥大，固定看泌尿科吃藥改善排尿。最近因為心臟不舒服，去找另外一家醫院的心臟科名醫看診，醫師想開降血壓藥，並仔細詢問老王是

否有吃別的藥,但老王記不起來泌尿科開的藥名,只記得顏色與形狀。

回去吃藥後,隔天洗臉時卻突然頭暈摔倒,撞到洗手台而頭破血流。最後才發現開的是同一成分藥,既可降血壓也可幫助排尿,加上不同醫院採用的廠牌不同,所以顏色不一樣,讓老王誤認是不同藥品,而重複用藥,導致低血壓而暈眩跌倒。

用藥安全的停、看、聽

台灣已快速邁入人口老化的社會,常有老人因合併多重疾病,須跨院、跨科看診拿藥的現象。

依據調查,台灣 65 歲以上老人平均每人患有 1.4 種慢性病,60–89 歲的老人中,有 40% 老人每天固定使用 2 種以上藥物,其中更有 20% 老人每天得服用 5 種藥以上。甚至有報導某位老翁,每天得服用 42 顆藥,實在很匪夷所思!

有研究顯示,老人用藥風險是一般人的 2–7 倍,台灣健保的藥費,更高達 38% 的比例,是花在老人家身上。

老人用藥風險知多少

多重慢性病：所有老人平均患有 1.4 種慢性病，養護機
　　　　　　構老人平均有 4.5 種慢性病纏身。

用藥量：是一般人 5 倍，因為有 20% 的老人，每日用
　　　　藥 5 種以上。

無法自行用藥：45.5% 居住在社區的失能老人無法自行
　　　　　　　用藥。

吃錯藥：老人吃錯藥機率比一般人多 7 倍；產生交互作
　　　　用的機率比一般人多 2.5 倍；每張藥單中出現
　　　　至少 1 種不當用藥的比率為 23.9%；每千人次，
　　　　可能出現 3 件有潛在致命副作用的處方。

　　但由於台灣民眾大多沒有固定就醫的習慣，也沒有健全
的家庭醫師、家庭藥師制度，常導致患有多種疾病的銀髮
族，心臟病看台大、關節的問題跑榮總、偶爾傷風感冒去厝
邊診所拿藥，平常還要配上自己買的補藥，用藥常常會重複
或出現藥效衝突之藥物交互作用。

　　解決老人重複用藥的問題，除了靠病家自我記錄用藥、
主動提醒醫藥人員注意外，最好的把關幫手其實是每人手上

都有一張的健保 IC 卡。

最好的把關幫手，健保 IC 卡

　　健保 IC 卡可以記錄最近 6 次的用藥內容、藥物過敏史，如果每次醫師開藥前、或藥師發藥時能夠仔細讀卡查核，就能避免重複用藥，也能擋下藥物交互作用、或誤開過敏藥物的風險。

　　進一步分析發現健保局的申報資料，許多醫藥人員並沒有確實利用 IC 卡執行用藥登錄、查核。2006 年—2008 年，這三年間，光是治療高血壓、糖尿病、高血脂等三高藥，在不同醫院間重複開藥的問題，居然累計浪費了 27 億元、及難以估計的潛在藥害代價。其中又以高血壓藥，重複處方率介於 3.93%—4.39% 最為嚴重。重複用藥，不僅造成藥品及金錢的浪費，也增加用藥不當的致命風險。

重複使用三高藥，可能出現的問題

藥品分類	降血壓藥	降血糖藥	降血脂藥
用藥重複時，可能出現的不適或傷害	因為低血壓而暈眩、跌倒、心跳不規則、影響腎功能。	低血糖、噁心、嘔吐、顫抖、腹痛、想睡、甚至可能昏迷。	肝功能受損、肌肉痠痛、失眠、胃腸不適。
常見中文藥名與成分名	脈優（AMLODIPINE）得安穩（VALSARTAN）冠達悅（NIFEDIPINE）可悅您（LOSARTAN）	庫魯化錠（METFORMIN）瑪爾胰（GLIMEPIRIDE）梵帝雅（ROSIGLITAZONE）	立普妥（ATORVASTATIN）冠脂妥（ROSUVASTATIN）素果（SIMVASTATIN）

資料來源：醫改會整理。

　　三高藥重複的問題，對 65 歲以上的老年人來說，可能更令人擔憂：因為每 5 位老人中，就有 3 人有高血壓的問題、一人有糖尿病、一人有高血脂困擾；加上老人因肝腎機能退化，如果藥量過高，出現副作用的機率或產生的傷害往往更嚴重。

　　因此，我們提出「避免老人重複用藥的五藥訣」，希望幫助你我解決家中長輩用藥的問題，這五招分別是：

一、主動提醒醫藥人員幫忙把用藥、過敏史，登錄在 IC 卡內，或請藥師發給藥歷卡。

二、每次就醫、領藥時，主動請醫師、藥師查閱 IC 卡，或主動告知目前服用的藥物、保健品。

三、請家庭醫師、或老年整合門診醫師，進行整合性的評估或用藥調整。

四、攜帶不同院所開的藥袋（或藥品）、藥單，請居家附近的藥師幫忙看看是否重複。

五、學作用藥紀錄，或收集、彙整藥單、收據上的藥品明細、藥袋等資料。

慢性病處方箋領藥：省錢、方便、避免院內感染

　　許多患有慢性病患的銀髮族，病情已經穩定，只要按時服藥並定期回診追蹤。但每次為了要回診拿藥，常讓許多行動不靈活的老人得來回奔波醫院，且費時等候，只為拿份相

同的藥。

其實病情穩定者，只要憑慢性病處方箋（簡稱慢箋）領藥，就不用每個月特地來回醫院看診拿藥，並享免掛號費、部分負擔的優惠，甚至可以就近在社區藥局拿藥，避免進出醫院時遭受感染。

健保的慢箋設計為期3個月，每月領1次，分3次領藥。慢性病患如果看診後由醫師開給慢性病處方箋，第一次可選擇看診後，直接在醫院或居家附近的健保藥局拿藥，第二、三次拿藥，就不需要醫師看診，只要按時憑藥單到藥局領藥即可。目前適用健保給付連續處方箋的慢性病範圍，已達九十多種，民眾可上健保局網站查詢。

如果一名慢性病患，在掛號費最貴的醫學中心就醫、拿藥，有沒有拿到慢箋，一年光是掛號費與部分負擔的開銷，最高可能差 6,480 元。在區域、地區醫院與診所就醫的話，一年則可能相差到 4 千到 6 千元。

再加上過去研究顯示，慢性病人到區域以上醫院看診拿藥、交通往來，每次平均花 69 分鐘、候診到領藥完成平均花 78 分鐘，總計每次時間平均約 2.5 小時，所必須付出的時間成本一起計算，醫院開不開慢箋給民眾真的「差很大」！

隨著人口老化，慢性病患的醫療照護與花費，成為各國健保頭痛的難題。因此，世界各國都積極推動如何減少就醫次數與民眾負擔，並提升慢性病患照護與用藥安全，推廣慢箋是策略之一。例如英國醫師開藥的數量高達 75% 是以連續處方箋形式開立，連續處方箋的費用更佔所有藥費的 81%。

但反觀台灣，多數醫院不願積極開立慢箋，使得慢性病患享受不到「省錢、方便、避免院內感染」政策的優惠，每個月為了拿相同的藥，都還是得經過「掛號→候診→看診→批價→領藥」重重關卡。

醫學中心不開慢箋，讓健保淪為「領藥門診」

特別是醫學中心門診掛號，往往一號難求，加上藥師人力不足，平均分給每個領藥病人的指導諮詢時間，僅有短短的二十幾秒，理應優先推動慢性病處方箋。

但醫改會卻發現，多家醫學中心開慢性病處方箋的成績仍然不及格，推估因此每年讓民眾多看 25 萬次門診、讓慢性病患荷包，一年要多花 1 億 9 千多萬。此外，慢性病患拿藥，必定佔去門診號次，排擠照顧其他重症或初診病人的心

力，危害醫療品質與病人安全。

　　符合慢性病處方箋的病患，應勇敢開口請醫師開慢性病處方箋，並可自由選擇您所信任的調劑處所。使用慢性病處方箋的病患，平時也要勤作「健康筆記」，寫下用藥紀錄、監測身體狀況，並提醒相關醫護人員，目前所使用的慢性病處方箋內容，當個聰明病人。

『四不一沒有』挑選健保藥局

　　民眾拿到處方箋，就是所謂的藥單後，如果想選擇到鄰近社區健保藥局領藥，以省下往返醫院的時間、交通費，但該如何挑選值得信賴的藥局呢？我們建議，確認這家藥局符合以下原則後再去拿藥。

　　※　不換藥：
　　　　除非醫師及病患同意，不得更換藥品，應該與醫院拿相同廠牌用藥。

　　※　不推銷：
　　　　不藉機強迫推銷其他藥或營養保健品。

　　※　不額外收費：

除健保規定應繳的藥品部分負擔，或處方箋上屬於健保不給付的藥品需自費外，不應收取其他費用；所有收費也都應該有收據明細！

※ 不讓沒有配戴藥師執業執照、沒穿白袍的人員，進入調劑區配藥或發藥。

※ 沒有醫師的處方箋，不提供或販賣處方藥，如：抗生素、安眠藥、減肥藥。

此外，看見滿街林林總總藥局，其實各家的品質還是有所差異，甚至其中還可能暗藏各種違規營業的陷阱。我們特別教您破解常見五大陷阱，幫大家嚴選專業藥局保平安，各位下次領藥或買藥時，一定要張大眼睛仔細挑選把關，以成為居家老人用藥的守護神！

破解五大陷阱，嚴選專業藥局

一、招牌上有個「藥」字，不見得就是藥局

在街頭看到招牌寫著大大的「藥」字，其實可能只是連鎖藥妝店、西藥販賣業者，這些都不是可調劑處方箋給藥的

專業藥局。

　　請查看店內是否有懸掛「藥局」的執照，或上衛生署、健保局網站查證。

二、藥局不見得就是「健保藥局」

　　健保藥局對藥師資歷與調劑設施有特別要求，但常有藥局不符健保規定，仍接受民眾處方單調劑，再交由其他藥局申報。

　　如果您沒辨認清楚去領藥，不但品質沒保障，也等於幫助他們詐領健保費！所以請務必認清健保特約標誌，或上健保局網站查詢。

三、藥局營業時間內，不見得藥師都在場

　　依法只有藥師在場，才能親自執行調劑發藥，千萬別讓助理代勞。請認清是否懸掛「藥師執行業務中」的牌子。

四、穿白袍的工作人員，不見得就是藥師

　　查看是否佩帶有相片的「藥師執業執照」。

五、藥局架上販賣的，不見得就是「藥品」

只有核准的藥品才能宣稱療效，不要錯把食品當藥品而花錢當冤大頭！請認明藥品或健康食品字號，或上衛生署網站查詢。

 CARE 小叮嚀

　　長久以來，台灣並沒有像歐美國家一樣，有一套完善的醫藥分業系統，我們習慣在醫院診所就醫後，直接領藥，所以對大部分的民眾來說，大家對於藥局的認識，多是購買成藥、外傷藥，或是需要 OK 繃、尿布、棉花棒等東西時，可以到藥局購買，偶爾也會有美妝用品、衛生紙、褲襪等民生用品的好康折扣優惠，感覺起來，和便利商店並沒有太大的不同。

　　醫改會認為，民眾的醫療權益和健康，需要仰賴除了醫師、護理人員外，還要仰賴每一

種醫事人員一起提供醫療照護，包括藥師、物理治療師、職能治療師、營養師等，因此醫改會期待除了醫院診所之外，社區藥局也能夠扮演守護社區民眾健康的重要角色。

如果想知道：

重複用藥要問誰？誰可教導我寫藥歷卡？哪裡有老人整合門診？可上台灣醫療改革基金會建置的「老人用藥守護神活動專網」http://www.thrf.org.tw/elder/index.htm 查詢。

兒童用藥風險知多少

　　台灣傳統的醫藥作業方式，是將大人藥減量、磨粉、分包後交給兒童服用。不僅小孩必須忍受藥粉的苦味、怪味，在「哭、鬧、嗆、吐」的過程中吃藥。

　　兩歲的小寶生病要吃藥，爸媽如臨大敵。老爸緊抓小寶手腳並備妥開水、毛巾，媽咪則緊抱斜躺的小寶。

　　可怕的藥粉半溶在湯匙的開水裡，小寶才一張口便嘗到可怕的苦味，於是本能地大聲哭鬧、奮力抗拒；大人不得已只好趁孩子張口大哭時，將湯匙塞進口裡強灌。孩子感受到威脅拚命掙扎哭鬧，臉上淚水和鼻涕縱橫、藥水在口裡翻騰，嚎啕大哭讓藥水有機會竄進氣管，引來一陣嗆咳。

　　激動的情緒、舌根的苦味，加上身體的不適，小

寶最後以「嘔——」抗議，吐得小寶和爸媽一身。

　　還記得小時候生病吃藥的恐怖經驗嗎？青包、白包的苦粉、加上一瓶瓶分裝的紅色或黑色的藥水⋯⋯

　　「小孩穿大人鞋」很危險、很不舒服，大家都知道，也不會這麼做。但為什麼「小孩吃大人藥」，大家卻常忽略這種給藥方式的風險：將大人用藥減量，給小孩服用！

　　依據世衛組織（WHO）兒童用藥安全報告指出，由於小兒劑量不易計算，導致兒童用藥錯誤發生率，是一般成人的3倍。翻看國內近幾年來的用藥安全疏失事件，可以發現兒童用藥的問題層出不窮，常讓許多家長心驚膽戰。

　　這些分裝的藥品，往往很難讓家長餵藥前再次確認把關，家長也擔心藥師磨粉分包過程中，沒有將機器清理乾淨，可能會污染到別人的藥品，影響兒童用藥安全與品質。

歷年來國內兒童用藥安全事件案例：

起因：家長將咳嗽藥水和藥粉混合，餵給8個月的嬰
　　　孩。但藥粉沒攪勻，加上小孩不肯吞，家長一急
　　　之下灌藥，誤嗆小孩氣管而送醫急救。

疏失：沒有安全好吃的兒童專用藥，導致家長難以餵
　　　藥，寶寶不願吃藥，「哭、鬧、嗆、吐」之間產
　　　生服藥危險。

起因：誤喝「美沙酮」男童住院插管。
　　　誤食阿媽藥丸、4歲女童中毒亡。

疏失：居家藥品保存不當，與藥品包裝，沒有防止兒童
　　　誤食的設計。

起因：恆春某醫院爆發4歲幼童感冒就醫，家長發現藥
　　　粉顏色異常。

疏失：未使用兒童製劑，磨粉又未按標準作業程序清理
　　　與檢查。

起因：藥丸磨成粉竟額外收費，大醫院「坑人」。

疏失：缺乏足夠的兒童製劑，醫院人力限制，難以提供

合理的磨粉服務。

起因：北投某醫院急診室主任開咳嗽藥4cc變4粒膠囊。

疏失：醫院未設計限制兒童只能開專用藥的防呆資訊系統、藥師未發揮把關功能。

起因：不到5歲吃止瀉藥，幼童腸穿孔。

疏失：不當的兒童用藥選擇，副作用與警語標示等資訊不足。

起因：5歲男童服用10倍藥量，導致藥物中毒。

疏失：將大人藥物磨粉給兒童服用，劑量估算容易出錯。

起因：7歲男童吃了17歲成人藥導致中毒

疏失：使用完整包裝的兒童專用藥，就可避免這類意外。

起因：1月大男嬰服用過量咳嗽糖漿後中毒。

疏失：嬰幼兒用藥要特別小心，含可待因成分藥品不宜給孩童服用。

起因：10歲女童吃感冒藥過敏休克喪命。

疏失：將大人藥物直接給兒童服用，容易出問題。分包

機難以清理，常導致交叉污染，增加過敏風險。

起因：2 歲男童被重複餵藥，昏睡 15 個小時。

疏失：藥袋標示不明的後果：除了使用兒童專用藥，家
　　　長看醫生也應告知當時用藥情形，餵藥必須留意
　　　前一次餵藥時間。

起因：6 歲女童服用感冒藥導致月事來潮。

疏失：藥品磨粉的危險：將藥物磨粉給兒童服用，磨粉
　　　機未清理乾淨，導致藥品交互污染。

起因：嘉義一診所誤將大人藥物開給女嬰

疏失：未使用兒童製劑，加上藥品磨粉、分包的隱藏危
　　　險：藥品不易辨識容易出錯。

起因：診所分裝藥物出錯，藥粉攙雜膠囊藥丸。

疏失：未使用兒童製劑，磨粉又未按標準作業程序清理
　　　與檢查。

起因：北城醫院護士打錯針事件。

疏失：未落實原包裝給藥、藥品正確存放管理、給藥前

三讀五對：藥櫃取藥時一讀、給藥時二讀、將藥
放回藥櫃再看一次三讀，確認沒有拿錯藥；五對
則是施打藥物時，要確認病人對、藥物對、時間
對、劑量對、途徑對

起因：崇愛診所錯給感冒藥，導致上百病患藥物出錯
（一名嬰兒死亡）

疏失：藥品再分裝的危險：原廠包裝加藥品說明最為安
全。

2007 年，台灣首度的「兒童用藥調查」終於出爐，發
現超過 60% 的家長，十分憂心小朋友看病後，拿到的是藥
粉，會出現藥量過重或不足的問題。一半以上的父母擔心
「藥粉包、藥水瓶沒有完整的標示」、「拿大人的藥減量給小
朋友吃」。顯示多數父母對家中寶貝的吃藥現況，感到十分
不安。

小朋友不是大人的「縮小版」

小朋友的身體組織、器官尚在發育中，對於藥物進入身

體後吸收、分布、代謝、排泄與成人大不相同，所以對於藥物的選擇、劑量等必須加倍審慎。另外，並考量小朋友不會吞藥丸、順從性低等特性，在藥品的氣味、劑型上也需特別設計。

小孩比較不會表達服藥後的不舒服，所以如果出現藥物副作用，也常不易發覺。所以，兒童用藥需要特別關心注意。因此，兒童用藥的發展趨勢是：針對兒童須要，量身打造好吞服、免吃苦、藥量剛剛好的「兒童藥劑」。

什麼是兒童藥劑

兒童藥劑是指適合兒童特殊體質需求設計，具有安全性高、好入口、原包裝給藥等特點的藥劑。

世衛組織 WHO、美國藥物食品管理局 FDA 與英國皇家藥學會的兒童藥品政策報告書，都主張：兒童應優先使用這類藥劑，磨粉切割等須臨時加工調配的給藥方式，是最不得已的選擇。

不合格的兒童用藥

先進國家，只有在特殊情形才可能使用，但這是台灣普遍存在的現況，例如：

1、使用大人的藥丸錠劑，磨成粉給小朋友吃。

2、錠劑剝半或切割。

3、藥水分裝，無完整標示說明。

上述作法可能產生的問題：

1、很苦、有怪味，不易餵食，反造成病兒嘔吐。

2、不易掌握吃進的藥量。

3、磨粉藥品易變質。

4、藥物在磨粉器裡相互污染。

5、無法從外觀再次確認個別藥品的種類及劑量等訊息。

什麼是「兒童專用藥」

兒童專用藥在先進國家普遍使用，台灣健保給付的常用藥有一百多種，醫院多有提供，診所仍不普及。兒童專用藥優點在於：

1、依小朋友需求，選擇合適劑型，如液劑、糖漿、顆粒、咀嚼錠等。

2、附專用的量具、餵藥器。

3、不苦、好餵食。

4、劑量好掌握。

5、標示完整、清楚，可一再確認藥品正確性及安全性。

兒童專用藥之特色

一、量具：要有體重刻度。

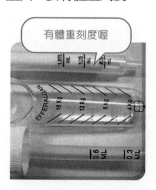

二、沒有可怕藥味

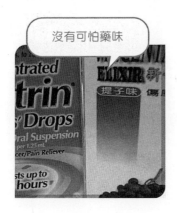

三、包裝：瓶蓋是安全開關。

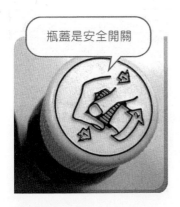

四、藥品資訊清楚。

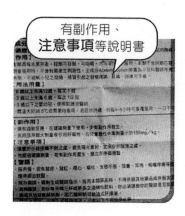

五、大桶藥水分裝、無原廠包裝與標示的藥水，都不算
　　是合格的兒童藥劑。

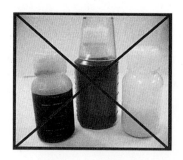

選擇兒童專用藥五撇步

目前健保局給付的藥品中，至少有上百種治療小兒常見病症的藥品，是屬於兒童製劑，多數的大醫院也普遍開始使用這些藥品，不再讓小孩使用大人藥。我們也提供底下 5 個撇步，幫助您家寶寶取得兒童製劑：

一、平常時，先上醫改會網站或電詢醫療院所，找家提供專用藥的院所。

二、就醫前，記錄小朋友病徵（如食欲、活動力，大便顏色等）在兒童手冊或健康筆記本。並上網了解有哪些適合的兒童專用藥。

三、看診時，勇敢開口請醫師開給兒童專用藥。

四、領藥時，向藥師確認給的是否是兒童專用藥。

五、回家後，如果拿的是磨粉藥，可上健保網站查有哪些可替代的兒童專用藥，並於下次建議醫師更換，或建議醫院採購使用。

兒童用藥安全三「藥」訣

　　除了認識並拿到兒童專用藥外，一般家長還要遵循三個用藥安全訣竅，才能有效保障兒童用藥安全，避免吃錯藥的風險：

一、藥量不多也不少

　　給小朋友的藥量，是依據年齡、體重（身高）來計算的。所以就診時要主動提醒醫師、藥師，仔細確認小朋友的年齡、體重、身高。此外，小朋友的肝腎發育未完全，一次給藥的劑量錯誤，就可能產生毒性或治療失效，每次服用藥量應力求精確。磨粉分包誤差大，應避免採用。餵服兒童製劑時，也應該有精確好用的量具、餵藥器，確認好藥量刻度，並正確量取，小朋友才能吃進適當的藥量。

二、好吞服、免吃苦

　　避免孩子哭鬧嗆吐，您應選擇適合小朋友吃的藥劑。除了常見的液劑、糖漿、懸浮劑等喝的藥品外，也可選擇專門為小朋友設計的固體藥品。像是原廠包裝的顆粒狀

的粉劑、容易咬碎的咀嚼錠等。

三、仔細核對藥袋、妥善保存藥品、紀錄用藥情形

記得看診後應向醫師索取藥單（處方箋），憑著藥單去領藥。領藥時核對藥單、藥袋等，是否正確無誤。

回家後應將藥品放在適當、安全的地方，以免兒童誤食。並記得把用藥情形，仔細紀錄在兒童手冊或健康筆記本上。

愛兒「藥」行動，爸爸媽媽一起來！唯有所有家長與老師都能主動關心，並主動開口要求醫院開給寶貝安全好吃的兒童製劑，才能真正確保孩子用藥安全與健康；這也是所有家長與老師，一定要學會的一門健康課題。

小兒「磨粉藥」的八大迷思

❶迷思：醫師們堅持磨粉是小孩需要與家長要求？

澄清：家長是不瞭解、沒得選，不是需要！

醫改會調查發現：70% 家長不知有兒童專用藥，74% 沒吃過，沒吃過的最主要原因，是醫師沒開。

　　瞭解兒童專用藥好處後，80% 家長甚至願意多付錢給孩子吃安全的專用藥。

❷迷思：磨粉是因為沒有兒童藥劑可用？

　澄清：醫改會調查，國內健保有給付、醫療院所有採用、治療一般疾病的兒童藥劑至少有 102 種。國內藥廠評估國內研發的兒童藥劑，可滿足 80% 小兒常用藥的需求。

❸迷思：兒科醫師開藥會算準劑量，磨粉後的劑量最準確，藥水才容易餵錯劑量？

　澄清：世界衛生組織 WHO 提出的兒童用藥安全報告：由於兒童劑量不易計算，醫師開錯藥量是導致兒童用藥錯誤發生率為成人 3 倍的主因。

　　英國研究顯示小兒用藥錯誤的主因，是醫師處方開錯佔 68%，其次才是家長餵食服用錯誤佔 25%、藥師調劑錯誤佔 7%。原瓶包裝附有完整劑量與用法指示或說明書的藥水，比起磨粉後無法再核對的藥包，更可避免劑量錯誤的發生。

❹迷思：兒童藥劑多是複方，醫師不容易調整每種成分最適
　　　　當的藥量？
　澄清：醫改會收集國內 102 種兒童藥劑品項中，83 種是
　　　　單一成分的單方藥品，佔整體比例高答 81%，其中
　　　　公認為最容易依年齡體重調整用量（每次幾 cc）的
　　　　藥水，即多達 73 種。

❺迷思：磨粉是一種貼心的藥事服務？
　澄清：口感差、品質與安定性不確定、藥師無法再次辨識
　　　　藥品正確性及避免交叉污染，這是貼心嗎？所有的
　　　　藥事服務都應符合專業準則，不應該讓調劑的藥師
　　　　陷在這樣的兩難中：醫師不接受變更建議，但是磨
　　　　粉又違背專業認知的兩難中。

❻迷思：磨粉成本較低？
　澄清：國內磨粉成本較低的原因是，未照標準規範，一次
　　　　磨一藥、精確分量、每次磨完要完全清理機器等流
　　　　程所致，也才造成數種藥混合，甚至與前一病人藥

物混合的危險。

國外學者指出，為確保磨粉分包後藥品的均一度與穩定性，付出的時間與作業成本偏高，磨粉應該列為最不得已的調劑選擇。這也是今天大醫院為符合評鑑要求，多已不提供磨粉的原因。

❼迷思：劑型的選擇與兒童用藥安全的關係不大？

澄清：兒童用藥安全最大的問題在於缺乏合適兒童年齡需求且資訊標示完全的製劑。避免直接拿大人藥來用，並建立兒童專用藥品實證資訊，是各國兒童用藥安全的改革重點。

❽迷思：磨粉只要小孩每日劑量準確即可，每次服用分包藥粉劑量有差異，不影響安全？

澄清：WHO 報告：當前小兒用藥錯誤的第一點，就是短期或一次的給藥劑量錯誤，就可能產生毒性或治療失效。小朋友的肝腎發育未完全，藥物的代謝分佈變數多，每次服用藥量應力求精確，所以磨粉分包誤差大，應避免採用。

CARE 小叮嚀

　　在用藥安全相關的議題裡面，容易服用較多種藥物的老人，以及因為體質不同於大人、需要謹慎藥量的兒童，一直是醫改會特別關注的焦點。

　　除了強烈要求衛生署、健保局，應該制定相關法規並透過健保給付制度的改革，促進醫院、診所使用兒童專用藥物外，醫改會更於2007年舉辦了全台首次的兒童用藥大調查，發現：

　　※ 超過60%的家長，十分憂心小朋友看
　　　　病後，拿到的是藥粉，會出現藥量過
　　　　重或不足的問題。

　　※ 50%以上的父母擔心：
　　　　藥粉包、藥水瓶沒有完整的標示。
　　　　拿大人的藥減量給小朋友吃。

　　為了解除大部分父母的疑慮和擔憂，醫改會不僅架設了兒童用藥專網，讓爸爸媽媽查詢

哪些醫院診所有提供兒童專用藥，及兒童用藥的相關資訊，另外醫改會也製作了兒童用藥的衛教摺頁，免費提供民眾索取，希望可以讓更多人了解兒童用藥的好處和重要性。

目前兒童用藥尚未全面實施，希望大家與我們一同關心小朋友的用藥安全問題，向衛生署、健保局、甚至醫院診所傳達我們的需求：請他們拿出誠意，正視兒童用藥的安全問題，早日達成兒童用藥可以普及使用的理想，讓國家未來的主人翁能夠擺脫過去恐怖級的用藥經驗，健康成長。

如何查詢「兒童專用藥」資訊

醫改會官網：http://www.thrf.org.tw/activity/place.htm
可以了解健保給付的兒童常用藥，以及提供兒童專用藥的院所名單。

健保局網站查詢：http://www.nhi.gov.tw/inquire/query1.asp?menu =1&menu_id=8&WD_ID=42

第五章

這些醫療行為的背後

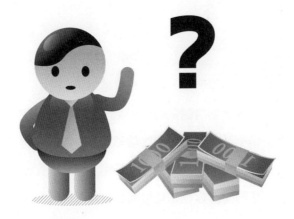

醫療爭議，適用「消費者保護法」嗎？

愛美是天性，但如何自保

只要是醫療行為，就會有風險！

總是要等到媒體見刊醫療相關主管機關稽查、或受害者控訴：接受某些整型手術或醫美療程，造成臉部、腿部、身體受傷，甚至失去生命的恐怖新聞，大家才會恍然大悟：

原來醫學美容也是有可能發生醫療傷害的！

小綠每天最喜歡看著電視的美容時尚節目，吃著水果零食度過愉快的下班時光；不曉得從什麼時候開始，許多美麗的女藝人開始在節目上愉快地暢談、分享自己的整型經驗：打玻尿酸豐唇、使用肉毒桿菌去除抬頭紋、矯正牙齒變美、甚至是豐胸手術、雷射瘦蘿蔔腿、抽脂手術等等。

看到女藝人一個比一個變得更美麗，小綠不由得

也有些心動，只是想到可能要花很多錢和時間，以現在的工作狀況和收入根本不可能，但心裡總是按捺不住「阿、好想去試試看！」的衝動。

　　某天小綠和同事小花提及此事，才發現原來許多同事早就已經悄悄地利用午休或週末時間，到各個醫美診所體驗療程了，怪不得大家最近都變美很多。

　　當天回家後，小綠迫不及待地打開電腦上網搜尋，果然有很多的醫美論壇、網路部落客和醫師的部落格、診所的網頁都有很多的療程資訊，而且一次購買多種療程、或是集體團購還會有折扣的優惠，實在太划算了！小綠計畫等領到年終獎金、放年假前約三五好友來去診所諮詢、買療程，讓自己可以漂漂亮亮過好年。

　　後來小綠循著網路上的廣告，找了好朋友一起到市區的某一間醫美診所諮詢，也開開心心地花了八萬多塊錢買了幾個療程。做了幾次之後覺得效果不如預期，朋友甚至有出現臉部反黑、肌肉僵硬的狀況。

　　小綠越想越不對，覺得太可怕了想要退費，但診所的小姐和醫師卻一直說：「這些本來就是療程潛在、可能會發生的風險。」

　　軟硬兼施的醫美診所，既不願意退費，連還沒做完的部分也只願意退一半的錢，小綠心想當初診所的廣告寫得那麼好聽，還打包票說「效果立即可見」，諮詢的時候也沒有多說什麼，現在發生了一堆狀況，卻都說是醫療的風險，要病人自己承擔……真的是悔不當初，賠了夫人又折兵。

　　類似這樣的案例，對大部分的朋友來說，應該一點都不陌生，除了對於親戚朋友的親身體驗略有耳聞外，多多少少會在報章雜誌、或是電視新聞上看到類似的報導。有的時候可能真的是體質或是風險問題，但不能忽略的是，整體醫療環境的變化，確實也導致了類似這樣的就醫情況，越來越多見、越來越難以避免。

治病已不是唯一用途

　　一直以來，醫療被大家當作修補健康、維護生命的一種手段。大家總在身體不舒服、覺得自己身體有疾病的時候才會去找醫師治療、看病。大部分的人對於「上醫院」、「到醫

院探病」、「住院」等狀況，存有敬而遠之的心態，能夠少上醫院就少去，能避免和醫療有所接觸就盡量避免；醫院診所為了消除人們的排斥感，更是用明淨的落地窗和簾幕、加上許多細心體貼的吊畫和小擺飾，配合上輕柔的音樂，刻意營造家的溫暖，增加醫院診所的親和力。

不過近數十年的科技發展，大幅拓展醫療專業「能」做的事。從一開始單純地治療疾病、修護健康、延長生命，轉變成注重健康檢查、提升長壽的生命品質、甚至使用醫學技術來延緩老化、修飾先天「不夠滿意」的外在，來增加美麗指數等等，醫療專業都展現了它無窮的潛力和本事，不僅改變了人們總是將醫療和疾病、死亡連結在一起的刻板印象，更贏得人們的信任和喜愛，醫療照顧一下從必需品，變身成了隨時可以取用的消費品。

不可諱言，因著這樣的改變，醫院診所也看到了健保醫療市場外，另外一塊不可多得的商機，

認識醫學美容，從廣告和置入性行銷開始

民眾有需求、醫院有市場，為了順應時勢，高價健檢、

整型手術、近視 Lasik 雷射手術、微整型、齒列矯正、冷光美白等層出不窮的醫療方式，漸漸地在我們的日常生活中隨處可見。

翻開報章雜誌，各項醫學美容新式技術、健檢新知報導，充斥健康版面；打開電視，明星藝人、名媛貴婦大力分享自身體驗；走在台北市東區的街道上，抬頭就可以看到醫學美容或齒列矯正診所的招牌林立……

比起和醫師在診間面對面的溝通，更多民眾是透過這些報章雜誌的廣告、美容美體資訊節目上的經驗分享、網路上的部落格貼文或是醫院網站的說明等管道了解「醫學美容」的神乎其技，不過我們所接受到的訊息都是美好的訊息，但事實上究竟如何，單從上述管道中我們並無法得知確切的醫療過程狀況。

舉例來說，不管是醫療廣告，或是電視節目的藝人經驗談、談論的內容，通常不外乎微整型有多神奇、接受醫美療程前後有多大的差距、醫美療程怎樣買才便宜等等的資訊；但廣告上或是親身體驗的經驗分享，往往沒有提到接受相關療程的風險和照護的注意事項。

也因為這樣，導致大部分民眾的心中，醫學美容的療程

和一般的保養、SPA、做臉、塑身等療程，似乎沒有什麼不同，當然也就沒有意識到，就算是微整型也是醫療行為。

　　到底應該怎樣讓自己做個聰明的消費者？怎麼樣從醫療廣告上了解醫療新知背後的真相？怎麼樣從各樣廣告中了解相關風險，以做出最合適自己的醫療整型美容決策呢？

醫療廣告提供資訊內容須於法有據

　　一般的商業廣告，如果出現誇大、欺騙、代言人未親身體驗作假見證等狀況，就有違法之嫌，更何況是和健康息息相關之醫療廣告，當然也會有更嚴格、周全的規定：

　　醫療廣告應該只能刊登：

　　1、醫院的名稱。

　　2、看診資訊。

　　3、醫師的姓名。

　　4、科別和專長。

　　如果有發現以下的狀況，大家可得要提高警覺：

警覺一：廣告就是廣告

　　廣告目的在於吸引大家的購買欲望，在醫療上當然就是希望大家願意花錢去接受、體驗相關的療程，所以當看到標榜「全台第一例」、或是以「特殊的醫療器材」等「老王賣瓜、自賣自誇」作為招攬的手段時，我們就要好好地思考、詢問、查詢一下相關資料，到底是不是事實？有沒有誇大不實的狀況呢？醫學美容或是齒列矯正，就算使用再怎麼高科技的的醫療技術，也不可能「立即見效」！

警覺二：不要因為名人代言就輕易相信廣告

　　大家應該時常在電視上看到牙醫師賣牙膏、藥師賣健康食品，或是身材窈窕美麗、肌膚吹彈可破的藝人推薦醫學美容療程等等，這就是所謂的名人代言和見證。

　　因為這些人的專業或形象受到社會大眾的認可，他們的引薦往往可以吸引社會大眾的目光，也可得到較高的信任；為了避免這些專業人士自己，沒有親身體驗就隨意拍胸脯來「掛保證」，公平交易法對於代言見證訂有相關的規定。大家千萬不要只是因為名人代言就輕易相信廣告的內容，還是需要多方查證、詢問為宜。

警覺三：置入性行銷

你發現了嗎？其實這些都是置入性行銷的報導！

當我們打開某一個部落格，發現他總是在分享到某一家診所微整型的心得，或是我們打開電子報的醫療版，許多報導總是圍繞著「某某醫院動了成功率極低的手術」、「某某醫院進了新的醫療儀器」等等，其實這些都是一種置入性行銷的手法。

為了避免民眾在這個網路資訊爆炸的時代，輕易地就能從醫療院所的網站、醫師的部落格，因為置入性行銷而不知不覺，被引發了並非絕對必要的醫療需求，白白承受醫療風險，網際網路的醫療廣告仍是受到許多限制的：

網路的醫療廣告，需要事先和衛生局報備、不能夠隨意地使用部落格或留言板，來宣傳醫療院所訊息，作置入性行銷，更不可以用諮詢留言板這一類的方式，揭露相關資訊。

如果醫療院所的網路行銷廣告，有違反上述規定，等於有違法的嫌疑。針對這樣的網路廣告，或者醫療資訊提供的內容，一定要小心審視，在資訊如此通達的時代，只要有心，求證事實的真假不難，愛美，更要懂得維護自己的就醫權益。

醫療廣告畢竟只是廣告，請和醫師面對面的溝通

正確的醫療資訊，需要和醫師當面的告知溝通。為了保障民眾的就醫權益，醫療廣告刊登的內容受到種種限制，就是擔心醫療廣告如果寫得太誘人，真假難辨，恐怕會引發民

眾一時盲目的衝動，做了原本不須要的醫療須求，白白承擔意料之外的風險。

換個角度來想，畢竟廣告宣傳，只是讓我們粗淺地認識這項醫療服務的「大概」狀況，為了招攬顧客上門，也不太可能大剌剌地把風險清楚地「昭告天下」，寫在廣告上，就怕嚇跑了原本躍躍欲試的民眾。

如果我們真的有醫學美容的需求，從醫療廣告或醫院診所的網站了解相關的資訊後，一定要多方打聽、比較、看看哪邊有風評不錯的診所，列出幾家正規合法經營、價錢可以接受的醫療院所，再前往諮詢，把自己的需求和醫師做說明後，請醫師推薦幾種合適的療程，待諮詢過一輪後，再做最終的醫療決定。

還記得我們於第四章向大家介紹的手術三思八問嗎？雖然醫學美容，並不是一般我們所定義的手術，但為了您的健康，建議還是可以依循「手術三思八問」的步驟，好好地諮詢醫師相關問題，問清楚、聽明白，才可以遠離不愉快的就醫過程，和非預期的醫療傷害發生。

決定接受療程後，要注意哪些事情

　　醫學美容除了需要配合醫師的指示，定期回診完成療程外，治療後更需要好好請教醫師，如何妥善的照護。例如：

　　※　避免日曬之外，可以泡溫泉嗎？洗三溫暖呢？

　　※　飲食上有沒有需要注意的地方？

　　※　如何保養和照護接受療程的部位？

　　否則辛苦了老半天，卻因為自己的疏忽，無法達到預期的效果，還造成了不必要的皮膚反黑、斑塊不減反增等不良結果，豈不是得不償失。

發生醫療爭議，適用「消費者保護法」嗎

　　為了保障消費者的權益，如果因為商品的瑕疵，而導致消費者蒙受損害，按照消費者保護法的規定，因為顧及到消費者在購買前，並沒有辦法事先得知商品可能有瑕疵，大家都是帶著信任的心情去購買的，所以為了彌補消費者平白無故遭受的損失，不管販賣商品的廠商是不是有疏失、還是只是無心之過，都需要負起賠償責任，這也就是一般法律界所說的「無過失賠償」責任。

　　舉例來說，先前鬧得沸沸揚揚地美牛被查出瘦肉精的事

件，許多的量販店和超市在得知消息後，都願意無條件地讓消費者退貨，對這些店家來說，他們並不曉得進貨的牛肉有問題，其實也是受害者，但基於無過失責任、保護消費者的原則，他們仍願意全額退費給消費者。

　　很多醫學美容行為，在發生糾紛後，消費者會追問：「那麼如果看醫師發生了醫療傷害，或是購買療程後，中途想要中止治療、退費，也可以使用消保法的相關規定嗎？」

　　就目前法界、醫界的實務見解：醫療行為因為原先就具有一定程度的風險，加上民眾就醫的時候，身體原本就處於一種不健康的狀態，治療後發生問題，有可能是疾病的進展所造成的，或者是治療原本就存在的併發症和風險。

　　如果只要一發生這樣的情況，便要歸責給醫師，於情於理都不太適當，所以目前多數認為醫療行為，並不適用消費者保護法的相關規定。

不過，針對我們所談論到的醫學美容、齒列矯正等醫療行為，如果涉及醫療專業判斷的部分，比如：

※ 美白不成臉反黑，是不是有醫療疏失？

※ 效果不如預期，是不是醫師的技術不佳？

這些「醫療專業判斷」，就必須要透過司法程序、送往衛生署「醫事審議委員會」或是各大醫學中心，經由醫療鑑定後，才可以得到有公信力的答案。

但如果是購買療程所產生的爭議，例如：

※ 療程中途想要退費。

※ 療程內容和先前說明的不一致。

※ 被強迫加購其他療程、額外加價……等等。

類似這種「涉及費用」的醫療爭議問題，還是可以視為一般消費行為的費用爭議，民眾可以向各縣市的消保官、行政院「消費者保護委員會」等單位申訴並請求協助。

但因消保官並不是醫療專業人員，能夠協助的部分在：

※ 評估費用可以退還的比例。

※ 居中協調，促進雙方溝通以達成和解。

※ 徹查是否有違反「消費者保護」或「公平交易」相關的法規，並給予適當的懲罰。

大家如果有需要，可以向醫療院所所在縣市的消保官諮詢申訴，學習如何保障自身的就醫權益；或向「消費者保護委員會」及「公平交易委員會」提出申訴。

行政院消費者保護委員會：

電話：02-2886-3200

網址：http://www.cpc.gov.tw

行政院公平交易委員會：

電話：02-2351-0022

網址：http://www.ftc.gov.tw

財團法人台灣醫療改革基金會

備有「醫療爭議參考手冊」

電話：02-2741-7659

網址：http://www.thrf.org.tw

CARE 小叮嚀

只要是醫療行為，就會有風險存在，人在生病的時候，因為希望重獲健康，所以願意承

擔醫療風險,並且擔負起自己醫療決策的責任。

但醫學美容通常是人在健康的狀況下,透過醫療行為的協助提升自己的美感,讓自己更加美麗,卻往往會忽略了就算是醫學美容,也會有風險!

醫改會成立 10 年來,看著醫學美容、自費健檢等醫療產業逐漸興盛起來,免不了也會開始擔心,可能會導致醫療體系發生以下變化:

擔負照護民眾健康的醫療院所,若紛紛將資源和空間轉往自費健檢、醫學美容等領域,是否會造成醫事人力、醫院軟硬體設備的排擠效應,使得因疾病而有醫療需求的人,無法得到良好的照護。

因為醫學美容、自費健檢造成的醫療傷害,基於照護全民健康之價值,後續當然可以使用健保就醫;但換個角度想,如果越來越多這樣的狀況,不僅是民眾的身體受苦,也讓健

保的負擔更加沈重。

　　醫療的本質應該是恢復健康的，但醫學美容、自費健檢等醫療項目的大肆發展，卻漸漸讓醫院、診所的經營管理向營利和商業傾斜，也會左右醫學生選擇發展領域的意願，長期下來，恐怕會造成內外科醫師短缺，影響民眾就醫權益。

診間的隱私權維護

　　小紅這個月，因為月經晚了好幾天都還沒來，加上肚子又一直悶痛不舒服，雖然沒有懷孕的可能，但月經遲遲不來也不是辦法，所以想說到醫院的婦產科去檢查一下，看看是不是有什麼問題。

　　小紅上網找了一個還沒滿號的醫師，預約掛號後，隔天前往看診。因為心裡擔心，早早就到達候診室等待，後來護士小姐叫了小紅的名字，請小紅和另一位小姐先進診間等候。

　　小紅坐在門邊，聽著正在看診的一位太太，和醫師巨細靡遺地報告與先生之間的「房事問題」，隱約地也感覺到一起進來候診的小姐，也和她一樣，有點不自在。

　　講到一半醫師和護理人員，還忙起身到布簾後面，

幫另一位已經等待許久的病人做內診，留下小紅和兩位病人有些尷尬的面面相視。

醫師邊做內診邊說：「要多注意衛生習慣，發炎很嚴重喔、要好好清潔……」等等的說明，實在讓人有很不被尊重的感覺。

輪到小紅看診，醫師簡單問診後，請小紅到布簾後面準備內診，還順便又請了兩個小姐進診間候診，好巧不巧剛好前一位小姐著裝完畢走出布簾，兩人在狹小的診間，擦身而過，都不敢正眼相視。小紅脫下褲子，光溜溜地躺在內診檯上默默擔心著，等等不知道又有多少人要聽到我私密的「生理報告」了……

無論是女性朋友看婦產科、乳房外科，或是男性朋友看泌尿科，甚至是大家到一般內外科、眼科就診的時候，多多少少都有遇過上述這種狀況，只是對大部分的民眾來說，因為診間充滿其他病人，已經是常態了。

如果是一般疾病的看診，也就不會覺得有什麼奇怪的地方，可是如果涉及私密部分的檢查或問診，還是會有點在意、有點心裡不舒服的感覺，但往往也因為擔心破壞醫病關係，

或是被人家認為自己小題大作，而不敢反映或是提出質疑。

是誰將病情洩漏出去

　　再從另外一個角度來看，大家有沒有生產之後，回家坐月子就會收到一大堆奶粉、尿布、月子餐的試用品或是傳單的經驗？或者是家中有長輩中風，人還在醫院住院就會有人來床畔詢問是否需要看護或醫療器材呢？我們生產或是生病，幾乎不會有人到處去大肆宣傳，到底這些人是怎麼知道我們的健康狀況呢？讓人不禁合理懷疑是否有人將我們的病情洩漏出去。

　　每一個人的健康和身體狀況，常常是最不想讓其他人知道的隱私，因為身體不舒服，希望得到妥善的治療，加上信任醫師的專業，所以才放心地將自己最私密的身體狀況，坦然地告知醫師。

就醫隱私權

　　為了保障病人的就醫權益，不管是醫師法第 11 條醫師

倫理守則，或是目前國內醫療法第 72 條，都有規範醫事人員和醫療院所，應該保障民眾的就醫隱私權，擅自公開病人的病歷、將病人的病歷提供給他人，或是將病人的病情洩漏給他人，都是侵害病人隱私的行為，更違反醫療法規和醫學倫理。

更進一步來看，因為台灣的診間空間普遍不大，在診間的人，都可以輕易地聽到醫師對於就診病人病情的說明，等於就是暴露了病人的健康狀況，無形中對於個人隱私，也是一種侵害。

針對看診的隱私保護，衛生署其實有制定相關的規範，如果大家在看診的時候，有發生下列狀況，其實是可以適時向醫院診所反映的：

不合理的狀況一：

診間塞滿了其他病人或是見實習學生，偶爾還會有送病歷的人員進進出出，甚至連診間的門都沒關……

診間應該以一進一出為原則，隔離其他不相關的人員在場，並有適當的隔音設備。若為教學門診，會有見實習學生在場，也應在診間門口公告，讓病人選擇；若有涉及私密部分的檢查和治療，希望見實習學生參與，也應事先徵得病人

同意。

不合理的狀況二：

私密部分的檢查沒有事先爭得同意，躺在診察檯上或是拉開衣服也沒有遮蔽的布巾以及隔開空間的布簾！

若有私密部分的檢查，應事先告知並徵求病人同意，檢查的地方需要有適當的布簾或隔間，同時提供遮蓋使用的治療巾、被單等等，以避免過度暴露為宜。當場也需要有合適的醫事人員在場陪同，例如同性別護理人員，以保障病人的就醫權益。

換句話說，我們在跟醫師討論病情的時候，除了陪同我們的親朋好友、醫師和護理人員、以及事先徵得同意的見實習醫學生之外，應該是不會有其他人員在場的，當我們需要拉開衣服，或是褪下褲子接受私密部分的檢查時，除了要有布簾隔開之外，也應該有清潔的布巾提供我們稍微遮蔽、遮掩一下，減少害羞和不自在的感覺，並且有同性別的護理人員在場陪同、協助醫師施行檢查或治療，這樣才是一個尊重病人隱私的看診環境和品質。

同樣的，在住院接受治療的過程中，醫院應該也要有隱私保護的措施，比方：

※　公布住院名單應徵得病人本人的同意。

※　不隨意在護理站大聲討論病人的病情。

※　不可將病人的病情，個人資料洩漏給他人……等。

這些看起來雖然都是小事，但我們想像一下，如果今天罹患了一些不希望人家知道的疾病，或是任何人只要隨隨便便打電話到醫院去，或是直接到病房翻閱房卡就可以找到你，甚至在走廊就會聽到護理人員大聲討論某某床的誰誰誰生的病有多恐怖、多嚴重等等，那將是多麼令人不堪和不舒服的一件事情。

雖然個人隱私遭受到侵犯，並不會直接造成健康上的損害，但屬於自己最私密的健康狀況，我們當然有權利要求因為提供醫療服務而得知健康資訊的醫療人員，要保護我們的隱私。所以如果有發生類似的狀況，千萬不要因為覺得不好意思，或是擔心破壞醫病關係，就忽略自己的感受，一定要和平理性地和醫師、醫療院所反映才行，這樣才能夠避免自己的隱私遭到洩漏，也可以促使醫療院所有所改進。

CARE 小叮嚀

醫改會長期以來接受民眾的醫療爭議諮詢服務，曾經接獲不少民眾來電告知，如：私密部位的檢查和看診、住院不希望他人打擾等狀況，有隱私被侵害的感受。

在尊重隱私的配合方面，目前醫療院所看診的狀況，對照歐美國家對於病人隱私的尊重，醫改會希望能夠更加促進台灣的健康隱私保護，透過各式管道發聲、表達民眾的意見。衛生署亦從善如流，於 2009 年制定「門診醫療隱私維護規範」，對於看診過程中，候診、問診、私密部位檢查的注意事項，都有明確規範，並同時保障醫病雙方的權益，值得大家詳細了解。

如果大家有發現，醫院或醫事人員，在未經同意的狀況下，擅自將自己的病情或健康狀況，洩漏給他人知道，一定要趕緊向醫院反映，請醫院人員介入處理。

　　如果發現醫療院所處理的態度比較不積極，或是事態嚴重，如：影響保險請領、影響家庭和睦等，也可以直接向醫院所在縣市的衛生局反映，請衛生局介入調查、處理，以幫助醫院留意到這個部分，維護廣大就醫民眾之就醫隱私權。

門診醫療隱私維護規範（2009 年 9 月修訂）

一、醫事人員於門診執行醫療業務時，應注意維護病人隱私、減少程序疑慮，以保障醫病雙方權益。

二、醫療機構應依本規範之規定辦理，並督導醫事人員於執行門診醫療業務時，確實遵守下列事項：

　　1、與病人作病情說明及溝通，或於執行觸診診療行為及徵詢病人同意之過程中，均應考量到環境及個人隱私之保護。

　　2、病人就診時，應確實隔離其他不相關人員在場；於診療過程，如需錄音或錄影，應先徵得醫病雙方之同意。

3、門診診間及諮詢會談場所應為單診間，且有適當之隔音；診間入口並應有門隔開，且對於診間之設計，應有具體確保病人隱私之設施。

4、進行檢查及處置之場所，應至少有布簾隔開（且視檢查及處置之種類，以有個人房間較為理想），檢查台亦應備有被單、治療巾等，對於較私密部位之檢查，並應有避免過度暴露之措施。

5、診療過程，對於特殊檢查及處置，應依病人及處置之需要，安排適當人員陪同，且有合適之醫事人員在場，並於檢查及處置過程中隨時觀察、注意隱私之維護。

6、於診間呼喚病人時，宜顧慮其權利及尊嚴；候診區就診名單之公布應尊重病人之意願，儘量不呈現全名為原則。

7、教學醫院之教學門診應有明顯標示，對實（見）習學生在旁，應事先充分告知病人；為考量病人隱私，對於較私密部位之檢查，應徵得病人之同意。

三、醫療機構應依據前開原則，擬訂具體作法，且除確保病人之隱私外，亦應保障醫事人員之相對權益。

四、**醫療機構應遵守性別工作平等法及性騷擾防治法規定，**
　　建立性騷擾防治與保護申訴管道，並明定處理程序及指
　　定專責人員（單位）受理申訴，以處理申訴及檢討診療
　　流程。

高價健檢的真相

　　老趙的小兒子擔心他年紀越來越大健康容易出狀況，想說定期健檢比較安心，於是帶著老趙到一家知名的健檢中心諮商，花了好幾十萬買了一整套的健檢療程，希望每年可以定期讓老趙去接受健康檢查。

　　老趙第一年有乖乖去健檢中心接受檢查，先是要住院好幾天，讓老趙覺得不太方便，而且一整天一下做這個檢查一下做那個檢查，又是照 X 光又是抽血的，老趙根本搞不清楚到底檢查了哪些部位？也不曉得自己有哪些毛病？等到過了幾天回來看報告，醫師的解釋，老趙也是有聽沒有懂，總之好像沒什麼大問題。

　　後來老趙看報紙，聽說有的檢查用的機器輻射量很高，常常照很容易得癌症。後來又聽說隔壁老王也去醫院作健檢，照大腸鏡的時候不小心戳破腸子，開

刀住院住了好幾天，才從鬼門關撿回一條小命。

　　老趙心想，這下可好了，小兒子花了這麼多錢，買了好幾年的療程，這下是要不要去檢查才好呢？不去，又怕浪費錢，去了，又擔心有風險；而且還搞不清楚自己的身體狀況到底OK不OK？老趙陷入了無法抉擇的兩難之中……

　　隨著生活水準的提升，現代人不但在生病的時候，希望能夠妥善地得到治療，更希望防患未然，透過定期的健康檢查，掌握自己的身體狀況，最好能夠在疾病惡化前就能夠發現問題，達到及早治療、早日康復的安心狀態。

　　不管是從小開始的例行口腔檢查、學生健檢，或是成人之後，政府大力宣導的子宮頸抹片檢查、乳房檢查、全民健保針對40歲以上民眾，所提供的成人預防保健等等，都是希望幫助民眾能夠盡早發現身體的疾病狀況，適度地處理之後更加健康。

因著醫學科技的日新月異進步，施行檢查的器材、方法，或是檢查的技巧，都有很大的進步，我們常常可以看到報章雜誌上，斗大的標題打著「新式醫療器材，找出癌症細胞」，或是「N切放射線檢查，讓壞東西無所遁形」、「某某檢驗方法可以提早發現 XX 疾病」等等……

每次看到這樣的報導，不少民眾都會忍不住躍躍欲試的心情，希望能夠透過這些厲害的透視檢查或是高科技的試劑，揪出身體裡不好的疾病，趕緊做治療，深怕一放慢了腳步就會危害到身體健康。

順著大家這樣的需求和心態，各大醫療院所或是健檢中心，也紛紛推出多款價格昂貴，標榜運用各種新式的檢查儀器和技術，可以查出身體裡面各式各樣疾病的套餐，甚至可以一次預付幾十萬，五年可以持續接受健檢的套裝行程，許多大型醫院更標榜萬一有問題，還可以直接在醫院做治療，省去轉診的麻煩事；或許健檢套餐的內容形形色色，但唯一不變的就是昂貴的價錢，以及我們一般民眾總是搞不清楚的檢查內容。

相信很多人心中，不免都有著滿腹的疑問：「傳統的健檢，是做樣子的喔？真的有必要追求這麼貴的健康檢查嗎？

貴的檢查真的就很保險不會誤診誤判嗎？真的很物超所值嗎？」

大家都聽過「做自己身體的好朋友」理論吧！

最熟悉自己身體的，當然就是每一個人自己，有人只要睡不飽就會頭痛、有人吃不飽就會頭昏眼花，也有女孩子生理期就會拉肚子，或是只要一天不吃蔬菜就會便祕……

類似這些身體的小祕密，其實最清楚的，就是我們自己了。如果發現和平常的身體狀況不太一樣，而且持續一段時間都沒有改善，應該要盡早就醫、諮詢醫師的意見，這個應該是優先於健康檢查之前，每個人都需要注意的自我健康管理課題。

接下來，透過例行的健康檢查，可以幫助我們發現自己感受不到的身體變化，譬如：

※　血壓是不是正常？

※　膽固醇有沒有過高？

※　肝腎功能是否正常……等等。

藉以幫助我們能夠找出身體變化的原因，看是要治療疾病也好，或是調整生活作息和飲食習慣也罷，可以遵照醫囑建議，逐步地恢復健康，並避免突如其來地疾病侵襲。

　　至於高價的健檢療程，當然越先進的儀器能夠找出越微小的病灶，但有幾點值得我們大家一起來思考：

高額的健檢，是否負擔得起

　　標榜新式醫療器材的健康檢查療程，通常價格不菲，動輒也要上萬元，對一般人來說，其實是不小的負擔，所以第一步要評估的，當然就是「頂級」消費，是否在自己可以負擔的能力範圍內呢？

　　會不會因為花錢買了健檢療程，反而犧牲了其他促進健康的飲食和活動？或者是造成經濟沈重的壓力，這是第一個要思考的重點。

健檢的風險認識

　　新式的檢查儀器，或許能夠察覺到更細微的的病灶，但不可避免地，還是會有一定程度的風險存在，例如：

　　放射性的檢查，可能也會有更高的輻射量。

　　侵入性的檢查，當然也有可能造成身體的傷害。

這些都是我們自己要承擔的風險，除了需要醫師事先清楚說明，即將施作的檢查會有哪些風險外，也要好好評估是不是在我們身體可以承受的範圍之內，再作出合適的選擇。

到底要不要接受高額健檢

假設我們自己都沒有察覺到身體不舒服，最基本的健康檢查，相關的數據也非常的正常，那麼是不是還有必要冒著風險、花大錢來接受健檢療程，或許也是我們需要好好評估，甚至去請教醫師的重要問題。

CARE 小叮嚀

健康檢查的目的，是希望我們能懂預防或早日發現病灶以及時治療，生活得更加健康，但如果因為這樣，導致經濟負擔沈重，或是身體承受了原本不需要承擔的風險，也就太過於辛苦了。

現代人生活忙碌，常常忽略了自己的身體

健康，在購買高價健檢療程的之前，還是建議大家可以先檢視自己的身體狀況，感受一下是不是有不尋常的地方，然後「先」好好地調整自己的生活作息。

　　全民健保在健康檢查部份有：

　　每一年提供 65 歲老人，每三年提供 40 歲以上的成人預防保健。

　　針對婦女朋友，30 歲以上有子宮頸抹片檢查、45 歲以上則有乳房攝影。

　　這些都是政府編列預算、免費的健康檢查，大家可要好好利用一下，養成定期健檢的好習慣。除非必要，跟醫師討論後，再規劃一個適合自己細部的健康狀況療程，才是合乎經濟效益，又可以避開疾病的好方法。

　　醫改會長久以來一直很關心醫療商品化的

問題，不管是前幾節所提到的醫學美容，或是本節所提及的高價健檢，除了憂心民眾無法意識到這些醫療行為，也是有風險的，而無法作出合適的醫療決策。

更擔心這些非緊急需要的醫療行為，會不會瓜分了部分的醫事人力和醫療資源，及醫院關注一般醫療照護的心力，使得真正有醫療需求的病人照護受到影響，所以才會開始關注這些問題。

我們也關心國際醫療或觀光醫療之旅、醫院大肆興建醫美中心、健檢中心、醫院複合經營商店街、基層診所大力推廣醫學美容等等，對民眾就醫所造成的衝擊效應。

期待在有限的醫療資源下，包括醫事人力、病床、檢查儀器等等，要能夠先以照顧國人的健康為原則，不要因為醫療商品化的發展，而犧牲大部分民眾的健康權益。

醫事人力，對於民眾健康的影響

　　咪咪每次感冒都會到住家附近的診所去看病，醫師開藥之後，咪咪發現常常都是護士小姐直接拿藥給她，有的時候還是醫師娘，好像從來沒有看到藥師在場，可是明明牆壁上就有一張藥師的執照，怎麼從來都沒有看到過藥師人呢？

　　後來有一次咪咪的阿嬤也到這家診所看病，因為阿嬤有藥物過敏，所以想說要諮詢一下藥師，沒想到護士小姐只簡單說：「不會啦，放心沒有問題！」就讓阿嬤回家了，害阿嬤和咪咪都很擔心：「難道說，診所可以不需要請藥師嗎？」

　　小明的阿公住院，因為爸爸媽媽工作忙碌，所以小明有時候會留在醫院陪阿公過夜。有一天深夜，阿

公一時喘不過氣，小明急急忙忙按呼叫鈴想請護理人員來看看，沒想到等了好久都沒有人來。

小明等不及了，趕緊跑到護理站去找，竟然沒有人，小明慌張的一間一間病房喊，好不容易才找到一個護理人員過來察看，警覺她處理不來，決定聯絡醫師趕快過來，可是醫師好像也忙著在急救其他床的病人，一時也走不開身。

幸好阿公在接上氧氣面罩之後，情況漸漸穩定下來，也解除了小明一場虛驚。隔天一早，小明發現昨夜值班的醫師還在護理站寫病歷、穿梭於病房照顧病人。

小明心想：「醫師真的是很辛苦，如果常常這樣值班的話，應該會累到連病人是誰都看不清楚了吧？如果醫院可以有更多的醫護人員就好了，病人和家屬應該也會比較安心才是。」

大家有沒有自己、或是家裡的親朋好友住院，突有緊急狀況發生，卻找不到醫護人員幫忙的經驗？

還是像咩咩一樣，到住家附近的診所看病的時候，發現沒有藥師又沒有護理人員，或是根本搞不清楚在包藥的人，

到底是誰的狀況。

最基本的醫事人力規定

　　按照醫療機構設置標準的規定：醫療院所在申請設立之時，原本就會有最基本的醫事人力規定，按照床數的多寡、醫師、護理人員、藥師、醫檢師、營養師等醫事人員，也會有不同的下限人數規定。

　　譬如說一般的急性病床，每 10 床至少需要一位醫師，提供醫療照護，這樣規範的目的，是因為醫事人員的工作狀況，會直接影響到病人的安全，假設醫師如果長時間工作，就會因為精神不濟，而導致在施作檢查或是治療的時候，一不小心發生了疏忽，而導致病人受到傷害，或是因為藥師的人力不足，使得一個藥師需要為過多的病人調劑，在百忙中包錯藥而引發病人發生過敏反應等等。

　　所以試著了解醫療院所內的人力規定，也是保障自身就醫安全很重要的一環。醫療院所在設立之時，所聘用的醫事人員，需要符合醫療法規之規定，但營運了一段時間之後，我們又該如何知道，醫療院所所聘用的醫事人力，是充足夠

用的呢？

　　為了確保醫療院所的醫療品質，能維持在一定的水準之上，所有的醫院每 3–4 年都要接受一次衛生署委託辦理的醫院評鑑，不但是要了解醫院的管理、醫療相關的標準作業流程、以病人為中心的照護模式等等，是否有落實？有改善？

　　另一方面，當然也會審視醫院的醫事人力，是否符合最低標準，以避免醫院為了成本考量，減少醫事人力，而導致病人暴露於危險之中的情況發生。

　　不過比較遺憾的是，在醫院評鑑的項目中，有許多是只要沒有通過，就會被立即「死當」的重要評分項目，但和民眾就醫安全息息相關的醫事人力項目，並不包含在其中。

　　這也導致有些醫院出現一人藥師，貫穿全場，難道藥師可以 24 小時、天天工作不需要休息嗎？另外還有出現有呼吸治療病房，卻沒有呼吸治療師的荒謬狀況，讓我們不禁為這些醫院使用呼吸器的病人捏一把冷汗。

查看「醫策會」的評鑑結果

　　那麼我們既不懂得醫療法規，又不了解醫院評鑑的流程

和內容，該如何獲知自己即將前往的醫療院所，醫事人力狀況是否符合標準呢？

首先是可以上網查詢各醫院評鑑的結果。目前醫院評鑑的結果，有一些重要的項目，各醫院次的得分結果，已經公布在衛生署的網站上，裡面有包括一些基本的醫事人力評分項目，可以作為初步的參考。

其次是瀏覽衛生署已經公布在官網上的醫院基本資料，了解醫院的規模和醫事人力狀況。衛生署的網站上，有公布各醫院的床數和各醫事人力狀況，我們可以自己去計算看看，每一個醫師、護理人員、藥師……等醫事人員，到底需要照顧多少床的病人？然後再和醫療法規、醫院評鑑規定的下限去作比較，這樣就可以知道醫院的人力是否足夠，可以做為醫院提供給病人基本的品質照護參考。

如果是一般的診所，又該如何評估醫事人力是否符合最基本的標準呢？

首先是診所都需要有醫師和護理人員，醫師娘或是助理小姐，都不能算是正規的醫事人員，如果診所有自己配藥、給藥，那麼就一定要有藥師才行，否則醫師就必須開立處方箋，請病人自行到鄰近的健保藥局領藥。

　　如果由護理人員給藥、甚至是配藥的狀況，都是違法的行為，為了保障自身的用藥安全，發現這樣的狀況，一定要趕緊向診所所在地的縣市衛生局反映，讓衛生局能夠監督診所改善，讓整體醫療品質可以獲得提升。

CARE 小叮嚀

　　醫事人力，看起來好像是離我們非常遙遠的議題，但仔細思量，就會發現其實和我們就醫的安全息息相關。

　　醫事人力是醫改會成立 10 年來，著力很多的一個議題，因為沒有足夠的醫療人力，就不會有良好的醫療品質。透過聯合九大醫事人員團體，如：護理師公會全聯會、藥師公會全聯會等等，以上街頭抗議、發表新聞稿訴諸輿論、參與修法會議、爭取成為評鑑觀察員等方式，希望促使衛生署能夠在相關法規中放入醫事人力的規範，讓醫療院所有所依循。

　　但遺憾的是綜觀國內相關的醫療法規，無論規範醫院設置相關軟硬體設備的醫療機構設

置標準，或是醫院每3-4年就需要參加一次的醫院評鑑，都僅將部分醫事人員的人力規範納入其中。

譬如：醫療機構設置標準，僅規範醫師、護理人員、藥師、醫檢人員、營養師、醫放人員的人力下限、醫院評鑑雖有納入人力下限的指標，但並非必要通過的項目……所以目前醫事人力的規範，還是存在很多的漏洞，亟需大家投注心力去關心這個問題，並形成社會共識來促使政府有所改變。

雖然我們無法立即改變醫院的人力狀況，但若越多人關心，就會形成越大的力量，讓我們一起建立一個讓大家都可以安心就醫、接受良好醫療照護的醫療環境。

衛生署「醫院評鑑資訊公開專區」網址：
http://www.doh.gov.tw/CHT2006/DM/DM2_
p01.aspx?class_no=472&now_fod_list_no=
11244&level_no=3&doc_no=75595

附錄

就醫注意事項

※　定期紀錄自己的體重、腰圍、血壓，以及依照自己罹患的相關疾病，監測血糖、脈搏、呼吸等生命徵象，並詳實地寫下健康紀錄，將有助於我們就診時，和醫師溝通更加順利，並幫助醫師作出更適切的醫療計畫。

※　請攜帶健康紀錄（如下附圖），翻閱最近的紀錄和醫師一起討論。並先整理下列問題：

1、我這次的疾病症狀。

2、疼痛或不適的部位和情形。

3、多久發作一次、最常發作的時間。

4、是否有服藥控制、使用什麼藥物。

※　緊急就醫時，請記得出示個人健康摘要讓醫護人員瞭解。針對醫師處置的提問：

1、醫師診斷我的疾病，可能是？

2、這次安排的檢查的名稱、目的……

3、服用的藥物主要是治療什麼症狀、多久會好轉？

4、服用多久後沒有好轉需要回診？

5、最近飲食、生活該注意些什麼？

6、其他……

健康紀錄和用藥紀錄

如實記載、隨身攜帶，就醫時可以提供醫師參考評估

日期	體重	腰圍	血壓	運動
/			/	
/			/	
/			/	

用藥紀錄卡範本內容

※ 我的基本資料／正在接受治療的疾病：

※ 對哪些藥物過敏或較為敏感：（藥品名、過敏反應及發生過敏時間）

※ 我的用藥紀錄（含長期處方、中藥、成藥或營養補充品）

我的用藥紀錄

（包括長期處方、中藥、成藥、或營養補充品）　　填卡日：

藥名（劑量／劑型）	用量／用法	醫療院所／科別／醫師	建　議

【本用藥紀錄卡非統一格式，可自行設計符合個人需求之格式，或上醫改會網站了解或下載其他用藥紀錄卡格式。】

【本用藥紀錄卡不敷使用時，可直接上醫改會網站上載。】

醫改會簡介

財團法人台灣醫療改革基金會

　　簡稱：醫改會，於 2001 年 10 月，由一群關心台灣民眾就醫權益的學者所組成，以「推動建立具品質與正義的醫療環境」為使命。過去 10 年來，醫改會持續透過監督政府施政、政策倡導和遊說、喚醒輿論關注、民眾教育宣導等方式，致力於解決台灣醫療環境的種種問題，我們努力的成果：

2002 年：1、推動藥袋 16 項標示，並推動逐步修法明文規範。

　　　　　2、反對健保雙漲，要求健保局先補

破口袋，才向民眾要錢。

2003 年：推動新版手術同意書，要求衛生署
擔負管理之責，保障全民醫療權益。

2004 年：1、破除病歷取得障礙，改善各醫院
病歷取得流程。

2、公開財團法人醫院財報，要求醫
院回歸非營利本質。

2005 年：公布全國手術同意書大調查結果。

2006 年：披露醫療費用收據不合理情形，促
使衛生署公告新版醫療費用收據使
用原則。

2007 年：1、爭取合理的醫事人力和勞動條件，
建立評鑑觀察員制度。

2、促使兒童用藥加成給付，提高醫
師開立意願。

2008 年：1、呼籲醫師納入勞基法，促進勞委
會建立醫療勞動安全規則。

2、促使健保費用協定委員會資訊公
開，提供社會公評。

2009 年：1、舉辦各縣市衛生施政評比，捍衛在地民眾醫療權益。

　　　　　2、揭露財團法人醫院不當使用醫療救助金，關懷弱勢醫療。

　　　　　3、辦理老人用藥守護神活動，保障老人用藥安全。

2010 年：1、推動醫院評鑑結果公開，及醫事人力納入必要項目。

　　　　　2、調查醫療收費亂象，促使醫療費用標準新規上路。

　　　　　3、發起捍衛健保鎖卡弱勢權益連署，促成政府推出「安心就醫方案」。

2011 年：1、監督健保修法，促成健保陽光四法納入二代健保。

　　　　　2、督促政府重視違法醫療網路廣告、與不當招攬亂象。

醫改出版品，提供大家免費索取：

※ 醫改雙月刊，每逢雙數月份 1 號發行。

※ 醫改電子報，每月 15 號發行。

※ 民眾就醫平安福系列壹—陸，包括手術篇、藥袋篇、病歷篇、兒童用藥篇、老人用藥篇、醫療收費篇。

※ 面臨醫療糾紛民眾的葵花寶典──醫療爭議參考手冊。

歡迎與醫改會一起加入醫療改革行列：

聯絡電話：02–27417659

傳真：02–27415013

email：thrf@seed.net.tw

官網：http://www.thrf.org.tw

劃撥帳號：19623875

劃撥帳戶：財團法人台灣醫療改革基金會

CARE

Good Care ,
Good Living

CARE
Good Care ,
Good Living

CARE
Good Care ,
Good Living

CARE
Good Care ,
Good Living